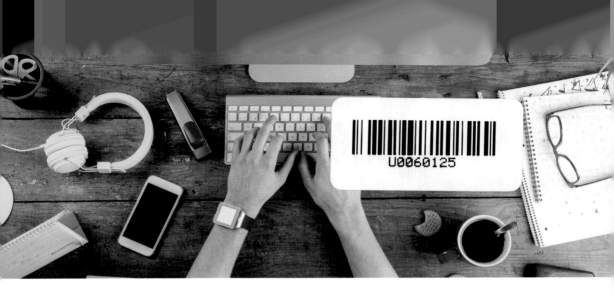

健康
決定一切
重建你工作與生活的
黃金比例

本書內容是王春玲博士多年來研究的精華彙集，其內容普遍適用於一般社會大眾；但由於個人體質多少有些互異，若在參閱、採用本書的建議後仍未能獲得改善或仍有所疑慮，建議您還是向專科醫師諮詢，才能為您的健康做好最佳的把關。

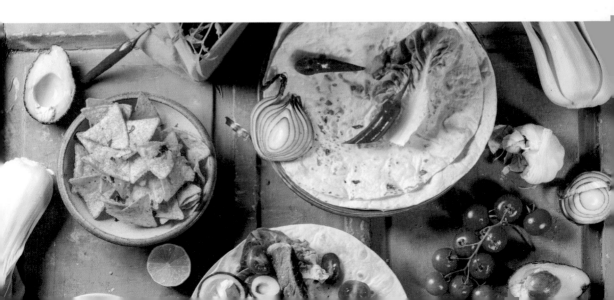

推薦序

　　從事營養工作 35 年整，面對各式各樣的人，其營養的問題也百百種，但最糟糕的是不做預防，都等到不得不採取行動時，才開始治療並期望矯正回來，但似乎為時已晚。大家都明白「生活方式」可以決定人的健康，卻不知從何做起，看到王春玲博士的這本書讓我深受感動，認為她的理念與見解值得大家學習，也可在日常作習中稍加修正自己的飲食觀念和調整生活作習，相信健康就能如影隨行。

　　首先提到的六點半起床是非常棒的時刻，一日開始應隨太陽初出而動的觀念，同時也要有時間讓身體活動起來，不論是腸胃輕鬆的排便，還是清潔口腔等都是重要的每日工作，接著以每個時段訴說生活與飲食看法，到日落後的生活作習，以及建議晚上十點半該就寢休息，不做夜貓子的論點可是有佐證的。其中對咖啡茶和酒等可讓精神振奮飲食的看法，也讓人大開眼界，耳目一新。

　　三餐飲食的重要大家都明白，但要執行卻是如此的困難，王博士卻能巧妙的應用讓大家三餐不再煩惱與頭痛，輕輕鬆鬆就做到均衡飲食的境界，至於何時該運動與何時不該運動？水果飯前吃還是飯後吃？諸如此類的煩惱在書中都一一解說，是值得做為飲食上的參考。

　　我最喜歡的是這本書一點都不枯燥，簡淺易懂，道盡各種營養素的功能，且又搭上食物的攝食技巧，再把一日的生活與飲食的作習範本詳情與大家分享，真不愧是實務經驗老道的營養大師，不但以營養做到社區醫學上的一級預防—「預防健康流失」，更是「進可攻退可守」的真正營養達人，健康不是口號而已，更是

健康決定一切

自我的養身法寶。其中營養素的講解很快就人明白生理的時鐘與飲食的正確搭配，營養自然最得後當然身體就會是健康。

　　如果能仔細的學習本書的個中門道，相信讀者一定可以在營養知識與應用上大豐收，拜讀完王博士的大作後，個人的收穫是日後可以更以淺顯的用語與多元化的日常作習方法，告訴來諮詢的人，這項收穫可是利己也利人呀！也謝謝大都會的編輯，讓我能比讀者提前享受到作者的精湛論點，相信讀者定能在書中找到支持自己維持健康生活模式，因為健康是值得你我共同去投資的。

序一

春玲是中糧營養健康研究院的首席營養學家，寫了這本書要我寫序。其實我對健康這個概念一直都認為是多種元素綜合作用的結果，從態度上可能要遵從自然、不刻意列出教條，所以我對一般健康的書並不熱衷。但這次看了春玲寫的書，很有耳目一新、受到啟發的感覺。

春玲的這本書可能要讓每日忙碌的上班一族把自己習以為常的生活習慣檢查反思一遍，原來我們重複做了好多年的事是不對的，不僅在健康習慣和生活方式上，在生活的其他方面也是一樣。我們什麼時候記憶力最好、最有靈感、情緒最好，這些事情原以為是自我控制和培養的能力，原來也是健康問題。

我們應該吃什麼、喝什麼，什麼時候吃，這些與疾病是什麼關係？原來我們以為許多有益健康的行為其實是誤解，我們很努力執行的事情，原來是沒有用處的。在健康問題上什麼是重要的？我們很多時候注意鍛鍊身體，卻較少細心研究食物，特別是食物的組合。在這一點，春玲是專家，她提出關於許多不同食物、不同組合的建議，都是深入研究過且有所依據。

人的身體是大自然之謎之最。它的複雜、奇妙令人時時驚嘆不已，可它也需要我們呵護。其實，人對自身身體的理解和照料永遠有所欠缺。有人說上帝造人時計畫的壽命是 150 歲，可是人類自己在中間夭折了，主要就是對身體自身的構造，和身體對外部環境的要求和平衡不夠協調。所以，健康的事無論從科學來講，還是從人生來講，都是頭等重要的事。

健康決定一切

春玲在書中舉了很多生活中的小例子，無論是吃喝節食，還是運動休息，重點是要平衡，要因人而異。聽起來與中國哲學中的事物和諧規律一樣。現在眾人追求長壽，經常談論哪些國家人均壽命長。令人吃驚的是，歐洲國家中的瑞士，無論從環境、福利還是安逸程度，都居世界前列，但人均壽命並不長。反而是工作競爭壓力大的日本，平均壽命在全世界最長。看起來很明顯，僅僅是安逸放鬆也不能保持身體的活力。人的生命力還需要一定程度的壓力、競爭、刺激，才能充分釋放出來。這對上班一族也很有借鑑意義。積極、有準備、樂觀、充滿自信地面對工作壓力，不僅可以使你工作有成績，而且還可以由此調整自身的機能，使你成為一個更有活力、生命力、積極向上的人。春玲在她的書裡對這個辯證關係做了很好的描述。

　　今天的上班族，可以說是社會中堅力量，其生活方式將會引領社會的生活方式。健康的生活方式是文明不斷累積的結果，科學的生活方式更是社會整體進步的驅動力。從生活健康的細節開始，從新的生活觀念開始，重新組織一下你原來的生活習慣，並像春玲書裡說的那樣加強它，你就可以進入一個更精緻的生活。這裡不需要增加太多的成本，你就提升了生活質量。精緻生活就是更用心、更注意細節、更遵從科學規律的生活。一個人，一個民族，如果他生活得很精緻，他就可以很健康。健康在這裡代表很多意義。

寧高寧

原中糧集團董事長

2015 年 11 月

序二

　　人生所謂的成功，關鍵之一是健康，這包括了心理、身體和精神三個層面。儘管這一觀念已在社會中普遍獲得認可，但全球仍有數十億人患有慢性疾病或其他疾病的人，而這些疾病原本可以透過改變生活方式得到有效預防。幸運的是，營養學和公共衛生領域的研究已經用強有力的科學證據證明，生活方式必要的調整可以有效改善人類的健康狀況。現在，正是將科學界的聲音廣泛傳播並與大眾建立溝通的關鍵時刻。

　　在這本非常重要的書中，王春玲博士為大眾提供了實用、清晰和專業的建議，以幫助他們促進健康和減少疾病風險。她的建議儘管基於最新的科學證據，但每個人都容易理解和遵循。她從整體層面分析了健康生活的多個要素，包括最優秀的營養和飲食習慣、鍛鍊、睡眠、壓力管理和其他促進人類健康、社會健康的行為。

　　這本書包含著非常重要的訊息，同時王春玲博士也是向中國乃至世界傳遞這種信息的最佳人選。她不僅是一位擁有博士學位的營養學家，也是中國食品工業領導企業的引領者，這樣的獨特經歷讓她不僅具備營養科學領域淵博的知識，同時對消費者需求和喜好也有著深刻理解。她創造了這本書，這是一項重大的公共服務。對於熱衷改善自己或家人健康的人，這本書是必讀之作。

派翠克 J. 史托佛博士

康乃爾大學營養學系主任、教授

美國營養學會前主席

健康決定一切

Prologue

One of the most critical keys to successful living is promoting the health of our minds, bodies and our spirits. Although this common knowledge is generally recognized across all societies, billions of people across the globe suffer from chronic diseases and other illnesses that could be prevented by lifestyle modifications. Fortunately, research in nutrition and other areas of public health are providing strong scientific evidence for the necessary life-style modifications that improve human health and wellbeing, and now must be communicated broadly outside the scientific community.

In this very important book, Dr. Chunling Wang provides very helpful, clear and expert advice for all individuals to promote their health and decrease their risk of disease. Her practical recommendations are based on the very latest science, but made accessible to everyone in a way that is both easily understood and easy to follow. Her holistic approach to healthy living includes specific advice on the very best nutrition and dietary habits, exercise, sleep, stress management, and other positive behaviors that will lead to healthy people and healthy societies.

This book has critically important messages, and Dr. Wang is the best person to deliver this important advice to people in China and across the globe. Her unique experiences, both as an accomplished research scientist with a doctoral degree in nutrition and now a leader in the Chinese food industry, allow her to bring deep knowledge of nutrition science as well as a comprehensive understanding of consumers and their needs and preferences. She has done a great public service by creating this book, which is must read for those interested in talking control of their health for the benefit of themselves and their families.

Professor and Director   Patrick J. Stover, PhD
Division of Nutritional Sciences   Past President
Cornell University   American Society for Nutrition

寫在開頭的話

吃白菜能長壽？

　　有一天，我請兩個年輕的朋友吃火鍋，邊吃邊聊。聊著聊著，話題就轉到了養生與長壽。像往常一樣，朋友們聊養生，往往都是無視我這個營養學博士的存在。一個說：前幾天在電視上看養生節目，採訪了一位 105 歲的老奶奶，老奶奶說她特別喜歡吃白菜，每天都吃，吃了好幾十年了，現在身體特別硬朗。電視節目主持人說：粗茶淡飯，多吃白菜，就能長壽，另一個朋友隨聲響應：是的呢！我也特別喜歡吃白菜，咱們今天多吃些白菜吧。然後前面的人也是積極地反應：好好，我們都多吃一些白菜……。

　　我坐在對面，默默地低頭吃著。等吃差不多了，才放下筷子，問他們：老奶奶愛吃白菜，同時老奶奶長壽，你們就得出結論是吃白菜導致老奶奶長壽（估計統計學是美術老師教的，這個忍住沒說出口），聽上去似乎論據不能支持論點呢。如果老奶奶愛吃白菜，我們能推斷出的可能性有：（1）奶奶是北方人；（2）老奶奶後院種白菜，採摘方便，或者，老奶奶買菜不方便，以耐儲存的白菜為常食蔬菜；（3）兒孫孝順，老奶奶曾經說過愛吃白菜，於是經常給老奶奶準備，而偏偏老人家脾氣好，也不挑剔，事情就這樣延續下來了……還有很多推論，但就是不能說老奶奶是因為吃白菜而變得長壽。因為我們沒有足夠的證據支持這個觀點，我們不知道老人家的脾氣秉性如何，是不是心態平和、豁達，笑對人生；也不知道老人家的生活方式是怎樣，是不是終生不輟勞作，熱愛運動。更不知道老奶奶是不是生活規律和兒孫滿堂、其樂融融。這些都不知道，只知道愛吃白菜，就得出這麼大的結論，還在電視裡的養生節

目中言之鑿鑿地宣佈吃白菜能長壽，是不是有欠考慮了。

生活方式決定你的健康

作為一個既受過臨床醫學教育、又有系統學習過營養學的人，我經常被問到很多問題，而最常被問到的一個是：吃什麼好？

一開始幾年，聽到這個問題我都會很認真看，就像一位醫生一樣開始問診：吃什麼好？您說的「好」，指什麼啊？是長壽，還是身體強壯，是更有精力，還是不生病？如果希望不生病的話，你是指什麼病？是癌症、還是心血管疾病、是糖尿病、還是阿茲海默症？因為不同的疾病與不同的飲食結構相關。還有吃什麼？那您平時吃什麼？吃多少？偏食不⋯⋯ 一般還沒問完，就會得到譏諷：你們這些博士啊，就是囉唆，這麼簡單的一個問題都回答不了，總是搞那麼複雜！

「吃什麼好？」，難道真的是一個簡單的問題嗎？

我們經常聽到有人說，你看那個誰，每天都吃一種什麼東西，所以特別顯年輕，特別健康，那個東西真的能抗衰老，讓人健康呢！美麗、健康和長壽是自古以來人類的共同訴求，而往往大家都希望找到一個捷徑，寄希望於一個簡單的辦法，甚至是一個簡單的食物來實現健康的最高理想。

殊不知，我們人體是一個複雜的有機體，沒有哪一種食物能夠滿足我們人體全部的需求。美麗、健康、長壽，就像學業和工作上的成功一樣，沒有捷徑可走，是日積月累的結果。影響健康的不是哪一種食物，不是哪一項運動，而是每天、每月、每年累積的健康

生活方式，它體現在我們的一天 24 小時。因此，我們按照上班族一天 24 小時的活動，把飲食、運動、壓力調節等融入到生活的點點滴滴之中，為大家精心準備了這本科普書，希望大家能夠在忙碌的工作和生活之餘，開心一讀，健康快樂地生活。

科學需要大聲講出來

科學家講出來的話，大家其實不太愛聽。生命體的複雜與精密程度，遠遠超過現有技術和認知，即使在這一領域工作了多年的權威專家，也無法下絕對的結論。所以我們經常看到科學家講一些話的時候，是不夠吸引人的。但這不是證明他們不會吸引人，而是他們追求嚴謹。他們往往會加上一些定語，如「有一定機率」、「在某種特定條件下」、「可能」、「暫無科學證據」，一個真正的科學家永遠不會像「江湖術士」一樣說出非常「絕對」的結論，例如吃○○能根治癌症等。

在營養健康知識的宣傳過程中，我們經常可以看到各式各樣的「謠傳」。大部分的「謠傳」會用一個簡單無腦的邏輯，例如：「因為炒生茄子的時候我們發現會大量吸油，所以茄子在身體裡也吸油，因此吃茄子能減肥降血脂。」並配上斬釘截鐵的語氣進行傳播，例如使用「100%」、「一定」等字眼，甚至使用明顯嚇唬人的詞語，像是不這樣吃就等死吧……不勝枚舉，一時之間簡直「洪水滔天」。

可作為一個浸淫在營養健康領域的工作者來說，這樣的現實不免讓人有點沮喪。我們深知講這些話的人，可能連基本的營養健康常識都不太清楚，單純憑著生活經驗或臆測下結論。而科學家做了長時間的科學研究，耗費大量精力發布的結論，反應甚至不如一則

健康決定一切

臆測的故事來的強烈。

於是我明白，科學家不能只是踏踏實實地做研究，更需要大大方方地把科學的訊息宣傳出去。作為科學家，也得把所學講出來，我們要把可信的科學訊息，以消費者想要的形式傳遞出去。於是我決定寫下一些東西，力求結合頂尖科學家們做過的一些實驗和研究，闡明我們一天當中每個時段所面對的營養健康問題。當面對科學家真的難以下結論的內容時，我也儘量把實驗的過程寫清楚，這樣大家至少瞭解了整個實驗的過程，並對這個結論有自己的判斷認識。

希望我們給予的東西，是大眾所能接受的。同時我們在提及一些健康問題時，引用了不少心理學的研究內容，讓做不到的儘量能做到；哪怕真的做不到，也得讓你想得開。我們力求自己寫的東西，不但科學上可靠，而且能讓大家看得懂。

王春玲
2015 年夏
於北京

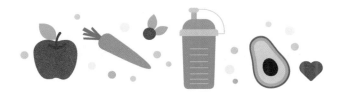

目錄

健康決定一切

健
康
決
定
一
切

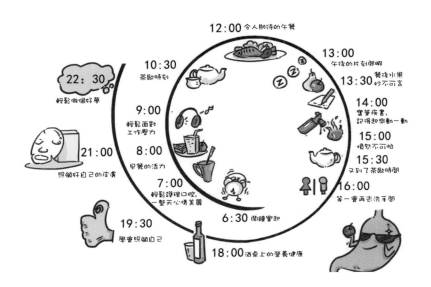

健康決定一切

06:30
鬧鐘響起

「一日之計在於晨」，晨起的時光尤其重要。我們都期望早晨起床的時候，能以自己最好的狀態擁抱新的一天；我們都希望起床時陪伴我們的是飽滿的精神和熱情，而不是沉重的眼皮和連天的哈欠。我們的鬧鐘，從諾基亞時代的「Nokia tune」，演變到今日 iPhone6 的「Marimba」，可我們起床的場景卻依究一成不變，就連睡不醒的狀態也未曾改變。起床看似是一件小事，其背後的科學故事卻不簡單，我們常常遇到的「起床氣」，也成了上班族津津樂道的健康話題。

每天都是自然醒？

　　對於為夢想而努力的我們，每天聽到的第一個聲音往往是熟悉的手機鬧鈴聲，提醒我們嶄新的一天就要開始了。然而，鬧鐘終究只是輔助工具，決定清醒好狀態何時來臨的還是身體本身。

　　身體由睡眠狀態調整到覺醒模式，是一個相對緩慢的過渡過程，這在科學界被稱為「睡眠慣性」。換句話說，我們的身體在醒來的過程中，需要像電腦一樣，有個啟動的時間。就像我們正在安靜地晒太陽，這時立即要我們參加男子 100 公尺短跑比賽，一定不如賽前熱身，稍微調整一下情緒進入備戰狀態後跑得快。我們都有過那種剛醒時「迷迷糊糊」的感覺，事實上，在你完全清醒並調整到最佳狀態之前，都是所謂的睡眠慣性。其實，我們大腦裡負責基礎生理功能的腦幹部分，幾乎瞬間就能清醒過來；而負責決策和控制肢體的大腦前額葉皮質，卻需要慢慢被喚醒。很多人都有早上出門把衣服穿反的經歷，那是在剛醒的幾分鐘內，

健康決定一切

我們的記憶力、邏輯思維能力、決策能力、注意力等都比平常要弱，對簡單事務的判斷力下降，所以容易犯簡單的錯誤。科學家顯然注意到了這個特點，並做了一個有意思的實驗。

哈佛醫學院研究睡眠的切斯勒（Charles Czeisler）和他的科學家團隊，找到了一些志願者，並對他們進行了連續三天的監測。結果顯示，大部分受試者認為自己在醒來 40 分鐘之後已經清醒，但透過認知能力評估發現，他們的「理智」還沒醒來，所有人都需要 2 ～ 4 小時才能完全恢復。而我們經常用到的洗澡、開燈等方式，只能讓你感覺自己醒了，實際上大腦前額葉皮質仍然按照自己的步調進行。

所以說真的不必過度為早晨找不到靈感和創造力而擔憂，有時候好狀態需要等一等才會來。慕尼黑大學的時間生物學教授羅內伯格（Till Roenneberg）將這一現象稱之為「時差」。只不過與你坐了 8 個小時的國際航班不同，這種時差是單位的打卡器和你大腦真正起床的時間有矛盾而造成的，因此稱為「社交時差」。2012 年，羅內伯格還根據 65,000 多人的數據做了測驗，「時差」在 2 小時以上的人多達三分之一。

還有研究表明，這種所謂「時差」的產生與我們自身的內分泌調節機制密切相關，褪黑激素（melatonin）是其中一個重要的生理時鐘調節因子。褪黑激素廣泛存在於各種動物體內，因最初發現其與兩棲類和爬行類動物皮膚的深淺變化有關，故而得名。在正常的情況下，到了晚上，我們的視網膜會感知環境中的光亮程度，並把信號傳遞給大腦中的松果體，讓松果體在黑暗情況下製造褪黑激素。褪黑激素作為一種激素，由松果體分泌進入

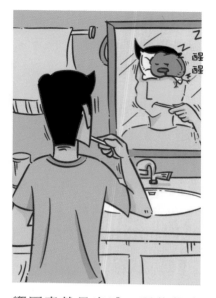

血液，向我們的身體傳達睡眠的訊號。「社交時差」的存在，是由於我們必須要起床（不起來就要遲到了），但是大腦皮層中的褪黑激素還未完全消退所致。

因此，解決的方法很簡單。**回歸到最原本的生活狀態，讓身體恢復到最熟悉的節奏，伴著晨光愉悅地甦醒，就會變得輕鬆而自然。**由於褪黑激素的分泌訊號是由視網膜傳遞給松果體，其影響因素就是光感。現代都市生活使我們擁有人工光源，而人工光源在缺乏控制下肆意使用，則會擾亂體內褪黑激素的分泌，至少會讓身體分泌褪黑激素的能力與光感脫鉤。事實上，確時有科學手法能讓人對光的認知系統快速恢復過來。科學家曾讓一些存在嚴重「社交時差」問題的年輕人，參加為期一週的野外露營活動。就在告別都市喧囂的短短一週之後，科學家發現這些年輕人體內褪黑激素的分泌，幾乎和日出日落趨於一致，即太陽下山時開始增加（提示要進入睡眠狀態）；而太陽升起時，褪黑激素分泌開始減少（提示大腦已經可以甦醒），這意味著他們大腦起床的時間要比平時早 50 分鐘。

因此，**我們首先要嘗試的是儘早入睡，並隨著太陽升起儘早起床。**聽起來並不新鮮，甚至像是老年人的作息。可是沒錯，這確實是快速醒來的辦法。當然如果我們做不到，也有其他方法。依據上面的原理，我們在晚上睡覺時，臥室裡避免各種人工光源，

健康決定一切

包括夜燈、空氣加濕器的螢光幕、手機充電器的亮燈等，保持絕對黑暗，以防干擾褪黑激素的分泌。隨著天亮，如果我們沒有必要跟太陽一樣那麼早起床，不妨試試拉好窗簾，起床的時候再迅速拉開，或者使用定時開啟式燈光，提醒大腦該醒醒啦！然後趁著明媚的陽光在你眼前跳躍的時候，倒一杯香濃的咖啡，深吸一口氣，享受早晨大腦醒來的美妙過程。

早晨效率高？因人而異

早起效率高，是從小被老師和家長強烈灌輸的一個重要定理，我們很少去思考早晨是否真的適合工作。由前文中所提到褪黑激素的作用，其實我們可以知道：如果你是在野外，身體隨著日出而作、日落而息，那早晨的確是效率高的時候；但如果我們身處大都市，同時身體已經存在「社交時差」，那早起工作並不是一個好選擇，因為認知能力還在睡覺。

科學研究顯示，記憶力峰值出現的時段存在明顯的個體差異。早在 1978 年，美國聖約翰大學的里塔‧鄧（Rita Dunn）和她的科學家團隊，做了一個一天中不同時段記憶力的比較，她發現了幾類人。其中 10% 的人在任何時間都能集中精力，這也許就是傳說中的菁英；僅有 30% 的人在早晨記憶力最佳，他們是最符合老師和家長口中「勤奮」的一般人；30% 的人在下午記憶力最活躍（有一些人在下午最容易想睡覺）；還有一類人就是標準的貓頭鷹，他們在晚上記憶力最好。因此，選擇自己效率最高的時段最重要，而不是跟隨其他人的經驗。

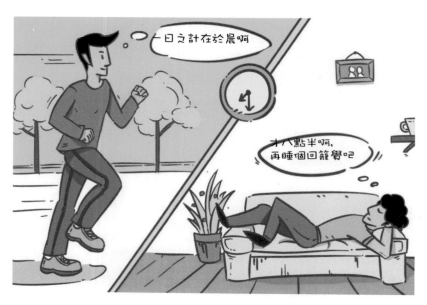

　　1993 年，美國查爾斯頓學院辛西婭・梅（Cynthia May）和她的科學家團隊又有一個發現，老年人的記憶力往往容易在清晨達到高峰，年輕人下午和晚上更容易達到高峰。事情一下就清楚了起來，原來「你媽覺得你效率高所以叫你起床唸書」，與「你媽覺得你冷所以要你穿棉褲」有異曲同工之處。這一個體差異出現的原因，很有可能是由於年輕人更多的城市夜生活或工作壓力大，造成了「社交時差」比較嚴重，因此早晨大腦皮層褪黑激素仍未消退，清醒較慢；而老年人由於早睡早起，生理和生活的時間基本是相同的，因此早晨起來效率較高，到了下午或者晚上則精力下降，記憶力也有所下降。

　　所以，與其說是我們選擇健康的生活，倒不如說是選擇適合自己的生活方式。如果你只有傍晚才有靈感，放下所謂「早起效率高」的鬼話，盡情將工作放在晚上吧，只是，別睡得太晚或長期睡得太少就好。

一訴衷「腸」

早晨起床後，有一個場景我們都非常熟悉。明明已經有了便意，趕緊來到廁所，但所有的努力好像都沒有效果，坐在馬桶上將近 20 分鐘，依舊沒有任何動靜。這麼下去不是辦法啊！

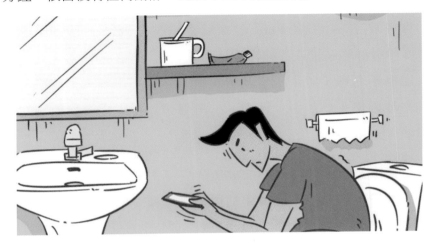

便祕已成為嚴重困擾現代人的「難言之隱」。有資料顯示，中國成年人慢性便祕的患病率為 4%～6%，並隨著年齡增長而升高，60 歲以上慢性便祕的患病率高達 22%。此外，女性的患病率普遍高於男性。既然如此，我們就在這裡一訴衷「腸」，聊一聊便祕這個不容忽視的隱疾。

便祕主要症狀為排便次數減少、糞便乾硬和（或）排便困難。其中排便次數減少是指每週排便少於 3 次。排便困難則包括排便費力費時，排便時有明顯的梗阻感和（或）堵塞感，甚至有的人排便需手法輔助。上述症狀持續 6 個月以上，可被診斷為慢性便祕。

長期慢性便祕會引發多種健康危害。首先，便祕與痔瘡、肛

裂、直腸脫垂等多種肛門直腸疾病密切相關。另外，研究也表明，慢性便祕是結直腸癌、肝性腦病、乳腺疾病、阿茲海默症等疾病的重要危險因素。特別是對於腦心血管疾病的高危險族群，過度用力排便可能會誘發急性心肌梗塞、腦出血等致死性疾病。

很多原因都會引發便祕，包括腫瘤、炎症等造成的腸道阻塞、狹窄；中樞神經系統或腸神經系統紊亂造成的調節障礙等。此外，飲食結構不合理（特別是水及膳食纖維攝取不足）、工作壓力、精神心理因素（如焦慮、抑鬱）、濫用藥物等均會增加便祕的發生風險。

科學家們已經證明，形成健康的生活方式，特別是注意均衡飲食、保證足夠飲水、適量運動以及建立良好的排便習慣是慢性便祕患者的基礎治療措施。在飲食方面，要特別注意多吃蔬菜水果，多飲水，蔬果中富含的膳食纖維具有增加腸道蠕動、促進排便的作用，建議每日攝入新鮮蔬菜 300 ～ 500 克，水果 200 ～ 400 克。同時每日至少飲水 1.5 ～ 2.0 公升，防止大便乾燥。同時，要有適度運動的意識，特別是對於工作繁忙、無暇鍛鍊的上班族，可以嘗試在工作間隙不時起身活動活動，有助於腸道蠕動。

需要強調的是，養成良好的排便習慣也是至關重要的因素。由於結腸蠕動在清晨及用餐後最為活躍，因此建議在該時間段嘗試排便。在排便時應集中注意力，排除外界的干擾。很多人都有在排便時玩手機、看書看報的習慣，殊不知這會在不知不覺間延長了排便時間，增加了得痔瘡的風險，要知道，得痔瘡的滋味可是不好受的。

健康決定一切

最後還要提示一點，我們在媒體上時常會看到打著「排毒養顏」旗誌的保健品廣告。事實上，該類產品中大多會添加瀉藥成分，可能會引發急性腹瀉，導致腸道電解質平衡紊亂，不可靠的保健品甚至會危及生命。另一方面，使用該類產品雖然可以逞一時之快，但長期使用會造成藥物依賴性，反而會進一步加重便祕的程度。動物研究發現，長期使用瀉藥可能會導致不可逆的腸神經損傷，且可能存在致癌風險。因此，只有養成健康的生活習慣，才能真正擺脫便祕的困擾，通暢每一天。

慢性便祕的診斷標準
（確診需至少出現以下 2 項症狀）
☐ 至少 25% 的排便感到費力
☐ 至少 25% 的排便為乾球糞或硬糞
☐ 至少 25% 的排便有不盡感
☐ 至少 25% 的排便有肛門直腸梗阻感和（或）堵塞感
☐ 至少 25% 的排便需手法輔助
☐ 每週排便少於 3 次

* 診斷前症狀出現至少 6 個月，且近 3 個月症狀符合以上診斷標準。
資料來源：中華醫學會消化病學分會胃腸動力學組，中華醫學會外科學分會結直腸肛門外科學組。中國慢性便祕診治指南（2013，武漢）[J]。中華消化雜誌，2013，33(5)：291–297。

醒後抽菸？稍微等一等

如果你想在早晨起床時，透過抽菸來迅速喚醒自己，科學家們會有不同的意見。吸菸的問題，其實專家在各種場合已經講述

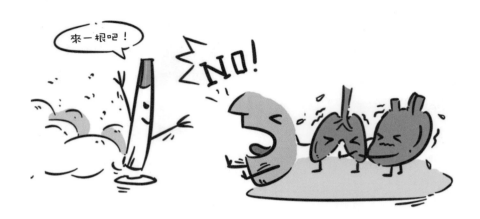

很多了，這裡我們並不想講吸菸是如何有害健康。**這裡想提醒大家的是，如果這支菸非抽不可，最好換一個時間。**因此，那些熱衷於「晨起一支菸，賽過活神仙」的菸民們，這樣的習慣可能得改一改了。

2011 年《癌症》（Cancer）雜誌連續發表了兩篇文章：**起床後吸菸將明顯增加肺癌和頭頸部癌症的風險。**來自紐約的馬斯喀特（Muscat）博士和他的科學家團隊，分別分析了 4,775 例肺癌患者和 2,835 位菸民，起床後半小時內開始吸菸的菸民，肺癌患病率比起床 1 小時以後吸菸增加 80% 以上；起床半小時至 1 小時以內吸菸的菸民，其患癌率也比 1 小時以後吸菸的菸民明顯要高。科學家們隨後又發現，清早吸菸不只更容易得肺癌，同時頭頸部癌症發病率也較高。對此有一種解釋是，剛起床吸菸的人菸癮都較大，可能本身吸菸量就大。而科學家同時對起床後吸菸的時間和吸菸量做了對比，發現並不是一起床就吸菸的人才是「老菸槍」，起床 1 小時以後才吸菸的人也有不少吸菸量很大，其他科學家也有很多研究表明，一天整體的吸菸量與起床後吸菸的時間

並無關係。上述的研究結果傳遞給我們一個訊息，起床後的吸菸行為對肺癌及頭頸部癌症而言，可能是一個獨立的危險因素，並不受吸菸數量的影響。**換句話說，吸菸本身對身體是下了場雪，而選擇在起床後立即吸菸則是雪上加霜。**

儘管科學上並未能有確切的結論，但我們依然可以按常理推斷，在睡眠過程中，我們身體的新陳代謝是較為緩慢的，呼吸、心跳及血壓都比較低，尤其肺部空氣交換不夠通暢，血液中二氧化碳濃度也比較高；而如果房間並未開窗，房間內二氧化碳濃度比較高，也會加重這一點。因此，在身體並未完全醒來、尚未充分與外界交換體內「廢料」情況下，立刻吸一支菸，吸進大量尼古丁、一氧化碳等「問題物質」，可能加重了身體負擔，長久下來就可能引發疾病。當然，學術界也有一種聲音認為，這種現象是基因問題，你喜歡早晨抽菸，是因為你身體裡尼古丁乙醯膽鹼受體基因天生和別人不一樣，同時基因的差異又影響到癌症患病率。但畢竟基因不可控制，行為則是可控制的，所以當你早上拿起菸盒的時候，恐怕要適當克制一下了。

同時，另一組數據其實更能說明問題，8％美國白人菸民可能患上肺癌，而非菸民患病率只有 1％。**因此，健康生活每一天，從清晨戒菸開始。**

健康決定一切

07:00

輕鬆護理口腔，
一整天心情美麗

一早起來要做的事情很多，光從睡夢中快速醒來其實不夠，口腔護理也是早晨重要的內容之一。良好的口腔健康狀況能夠讓你在日常溝通中信心滿滿，更具親和力。不過如果你真想獲得一個健康清新的口腔環境，口腔護理也許不只是刷牙漱口那樣簡單，這裡面還是有不少學問的。

吐氣如蘭

今天上午要會見一位重要的客戶，早早醒來的你來到廁所。站在鏡子前，看著精神抖擻的自己，深深呼了口氣為自己加油。這時一陣讓人不太愉悅的氣息在空氣中迅速擴散，對於一向注重儀表、談吐優雅的你，怎能放過這樣的細節？有什麼好方法能讓我們隨時隨地吐氣如蘭呢？

首先，我們要弄清楚「口氣」產生的原因是什麼。「口氣」其實是一個中性詞，是指呼吸時口腔散發出的味道，當這種味道變得「令人不愉快」時，就成為「口臭」。此處我們不講究用詞的專業，僅僅談一談這個現象。口臭可以分為生理性和病理性，當我們吃下蔥和大蒜等散發強烈刺激性氣味的食物後，嘴裡產生的口氣就屬於生理性的，這種味道也是暫時的；病理性的口臭則大多與細菌分解有機物時釋放的氣體有關，它的出現也提示著，身體需要你的關注。

從現有的研究結果綜合來看，大概有 80%～ 90%的口臭是可以透過改善口腔健康狀況得以解決。注意，這裡指的是口腔健

健康決定一切

康，而非牙齒健康。我們往往習慣於把刷牙當做口腔護理的唯一手段，殊不知口腔裡除了牙齒，還有舌頭等其他組織，這也是「漱口水」和牙膏應用理念上的本質區別。口腔中食物殘渣被各種細菌分解發酵產生多種氣味各異的物質，主要為可揮發性硫化物（volatile sulfur compound, VSC），包括硫化氫、甲硫醇、二甲基硫等，形成了味道千變萬化的口氣。不熟悉這幾種氣體的味道？想想高中化學對於硫化氫的描述吧，一種具有臭雞蛋氣味的氣體。

科學家們透過大量研究發現，舌苔和牙周病是口臭的主要原因，而我們傳統以刷牙為主的口腔護理方式往往忽略了這些部分。細菌們聚集在舌根部以及牙周囊袋等這些易於定植的部位，形成了口腔中厭氧菌和微需氧菌的溫床。這個話題並不輕鬆，因為它指出其實我們最愛乾淨的嘴裡，卻也遍佈細菌。好在細菌並非全部有害，例如我們愛喝的優酪乳中富含的乳酸菌，就是一種有益的細菌，一個健康的身體往往處於與細菌和平共處的平衡狀態。

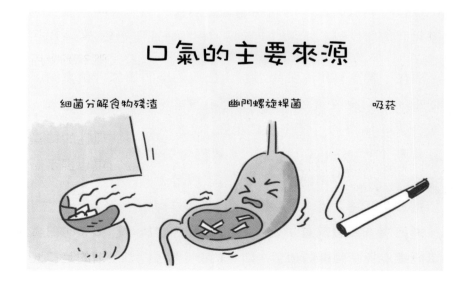

口氣的主要來源

細菌分解食物殘渣　　幽門螺旋桿菌　　吸菸

舌苔人人都有，但不得不說氣味各有不同。研究發現，舌苔中細菌的構成非常複雜，每個人口中的細菌可能特點不一樣。如果恰好你嘴裡的細菌喜歡產生硫化氫一類的氣體，那結果是可想而知的。科學家研究分析了「有口氣」患者的舌苔，發現大約 60％的患者口氣源頭在舌頭後三分之一的舌苔部位，透過刷牙、清潔舌苔減少口腔中細菌和食物殘渣時，口氣的困擾可以得到較大改善。

不過有口臭不一定是口腔裡面的事，也可能是其他器官生病的表現，胃部幽門螺旋桿菌感染便是其中之一。 口腔是消化系統的窗口，口臭的產生也可能來自於胃部細菌感染。不過由於胃酸的存在，一般細菌想在胃裡生存下來，是不太可能的。但偏偏有一種叫幽門螺旋桿菌的細菌天生耐酸，它也是為數不多能在胃部活下來的細菌，其在胃部繁殖生長可能引起胃潰瘍等疾病。最早幾位以色列的科學家在研究 6 位有口臭的患者時，意外發現其中 5 位都被幽門螺旋桿菌感染了。而科學家對患者進行幽門螺旋桿菌治療後，患者有口臭的問題也隨之消失。他們的文章發表後，科學家們彷彿找到了問題的突破點，相關研究開始變多。

隨後，韓國科學家將患者身上提取的幽門螺旋桿菌拿到了培養皿中，他們發現幽門螺旋桿菌把培養基中的胺基酸分解後，產生了令人不愉快的可揮發性硫化物（VSC）。土耳其阿達那醫學教學與研究中心的塞林（Serin）教授帶著科學家團隊，招募了 148 位幽門螺旋桿菌的感染者作為志願者（但沒有潰瘍）。科學家對這些志願者進行了 2 週的抗幽門螺旋桿菌治療，治療結束 4 週後進行複查，發現有 73.6％已根除幽門螺旋桿菌感染，這些根除幽門螺旋桿菌困擾的患者，口臭的發生率由 62％下降到了 3％。

健康決定一切

　　除了細菌感染，吸菸也和口臭有著千絲萬縷的關係。這可能與菸霧中含硫化合物有關，也可能由於吸菸造成口腔環境改變、利於細菌的生長。當然，另一個原因是，吸菸可能會引起牙齦疾病，而牙齦疾病可能誘發口臭。在馬來西亞科學家們對 100 名吸菸者和 100 名非吸菸者進行調查，研究結果顯示，吸菸者的口腔衛生狀況明顯劣於非吸菸者，而有口臭的患病率也遠高於吸菸者。

　　事實上，擁有清新的口氣，拉近彼此的溝通距離並不是一件特別複雜的事情。**首先，最重要的自然是保持口腔的衛生，切記口腔二字，不要僅僅侷限在刷牙。**每天早晚用含氟牙膏刷牙，刷牙時也要記得輕刷舌面，用牙線清潔牙縫中的食物殘渣，注意保持假牙的清潔等。這其中最重要的是輕刷舌面，只要你清理了舌面，再加上漱口水的作用，即可最大程度清潔整個口腔環境。科學家已經證實，日常含有抗菌活性成分的漱口水，不僅能夠殺死口腔中的細菌，同時可以有效控制牙菌斑的形成和蔓延。需要說明的是，漱口水是刷牙的重要輔助，但不意味著可以使用漱口水漱口代替刷牙，正確的刷牙方式和漱口水的運用，才是口腔清潔的上上之策。

　　其次，在做好口腔護理的基礎上，養成健康的生活方式也是保持口氣清新的前提。例如，遠離菸草以及不潔食物，注意均衡合理飲食等都能有效預防諸如牙周炎、幽門螺旋桿菌感染等與口臭密切相關的疾病。當然一旦發現患有上述疾病，一定要盡快到醫院進行治療。因為這不光影響個人自信，影響正常的人際交往，更是可能引發其他嚴重健康問題的隱患。

　　另外，科學研究表明，透過嚼口香糖來改善口氣的做法只是

一種權宜之計，並不能根本解決問題。研究人員發現，口香糖對口臭的控制僅僅在短時間內能發揮非常有限的遮蔽作用，有點像是衣服有汗味就噴香水遮蓋的感覺。事實上，咀嚼無糖口香糖一開始的確可以遮蔽不良氣味。但是 3 小時過後，不論是聞上去還是硫化物監測值，都與不嚼口香糖沒有差別。而且，那些以糖漿作為甜味劑的口香糖還可能會引發齲齒等其他口腔問題。因此，斬草要除根，還是用根除的方法應對口臭更為可靠。

輕鬆對付口腔潰瘍

忙碌而充實的上班族不時會被一些小問題所困擾，口腔潰瘍就是其中之一。口腔潰瘍在口腔黏膜疾病中是最常見的，疼痛感通常會在幾天內自行消失，其他症狀也會在兩週內痊癒，一般不需要就醫，也無需進行處理。口腔潰瘍範圍往往較小，並伴有疼痛。潰瘍一般為白色或黃色，周圍是紅色的腫脹區。

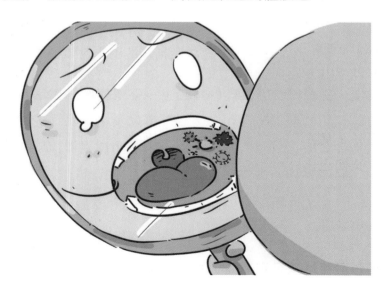

　　口腔潰瘍儘管是個小問題，但它的發病機制還是比較複雜，多種因素可能都與其相關。例如病毒感染，身體免疫系統功能下降，以及口腔黏膜受到外傷性損傷（如刷牙時過於粗暴的動作、不小心咬到了舌頭或口頰、牙科器械損傷等）。此外，精神壓力過大，鐵、葉酸或維生素 B12 缺乏，體內激素的改變（例如女性月經期），食物過敏，戒菸等因素也會誘發口腔潰瘍。

　　既然口腔潰瘍的發生與諸多因素都有關，全方位養成健康的生活方式就是避免口舌之苦的關鍵所在。包括避免過度疲勞與過大的精神壓力，保障營養均衡、規律運動，保持輕鬆愉悅的心情，繼而提高身體的免疫力，口腔潰瘍自然就不易發生。除此以外，還要注意保護口腔黏膜，避免吃過於堅硬或銳利的食物，刷牙時多加小心，口腔潰瘍的發生率也會大大下降。至於民間流傳的透過口服維生素 B 群的方法預防和治療口腔潰瘍，實際上並不完全正確，因為維生素 B 缺乏只是口腔潰瘍的原因之一。哈佛大學口腔醫學系吳（Woo）等科學家們，就曾經在口腔學界的權威雜誌《美國牙科協會雜誌》（The Journal of American Dental Association）上刊登的一篇文章指出，口服維生素對於減少口腔潰瘍的發生並沒有效果，與口服維生素相比，保證自己的飲食均衡明顯更為重要。

　　另外，菸民們都有一個特殊的經歷，戒菸初期很容易得口腔潰瘍，實際上對此大可不必過度擔心。倫敦大學瑪麗皇后學院菸草依賴研究中心的麥克羅比（McRobbie）教授和他的科學家團隊們，在戒菸門診開展了一項研究，收集了 1,234 名戒菸者的資料。結果發現，有 40％的人在戒菸後會出現口腔潰瘍，但大部分人的口腔潰瘍發生在戒菸後的兩週內，並會在短期內痊癒。因此，如

果戒菸後出現了口腔潰瘍，這是正常的現象，潰瘍會在較短的時間內痊癒，完全無需緊張。

不過口腔潰瘍的疼痛實在是讓人煩惱，發病起來吃不好睡不著，嚴重時甚至說話都有劇烈的燒灼感，讓我們難以集中注意力，影響工作效率與情緒。下面就介紹幾種美國國立衛生研究院（NIH）推薦用於消除口腔潰瘍疼痛的方法：首先，要儘量避免吃過燙和過辣的食物（這兩種食物會刺激潰瘍引起疼痛）。其次，可以用溫和的漱口水或淡鹽水漱口；也可以用棉花棒蘸上濃度減半的雙氧水塗抹在潰瘍表面，之後再塗上氫氧化鎂乳劑，持續 3 ～ 4 天；還可以用氫氧化鎂乳劑和苯海拉明口服液 1 ：1 混合後，含漱 1 分鐘然後吐掉。當然，在醫生的指導下使用專治口腔潰瘍的藥物也是一種選擇。

雖然口腔潰瘍是很小很小的健康問題，但如果出現了下面的情況，就說明我們需要及時去醫院就診了：口腔潰瘍持續 2 週都沒有好轉；每年發生口腔潰瘍的次數超過 3 次；發生口腔潰瘍時伴隨著發燒、腹瀉、頭疼或皮疹。

健康決定一切

08:00

早餐的活力

人就像一台電腦，完美的工作狀態不光需要我們提前開機（大腦迅速醒來），清理好電腦桌面（刷牙洗臉），其實最根本需要充足的電源供應（吃飯）。如果前一天的晚餐是在下午 7 點左右吃的，距離現在已經 13 個小時沒有攝取熱量了，這幾乎過了半天的時間。一個更極端的場景是，不少上班族為了減肥不吃晚飯，這樣早晨 8 點時，我們距離上一頓飯已經相隔 20 個小時，我們的身體怎麼會沒有反應呢？

儘管一提到早餐，很多上班族的第一反應就是「沒時間」，或是「食慾不佳」，不過從實際效果來看，影響人吃不吃早飯最根本的因素其實是健康意識。只要真覺得早餐重要，也就不會嫌麻煩或吃不下了。如果你也有類似的想法，建議我們一起探討一下這個話題。也許一個小小的改變，就能讓你一天都感到舒心幸福，精力充沛，同時遠離疾病的困擾。

不吃早飯─快節奏惹的禍

科學研究表明，早餐作為一天中的第一餐，對於一天高效率的工作學習狀態非常重要。我們的身體在前一晚的晚餐之後，其實就沒有再攝取任何熱量。血液中的血糖濃度已處於很低的水平。下視丘透過交感神經命令胰島 α 細胞分泌升糖素，透過血液向身體散布。新分泌的升糖素促進體內暫存的肝糖原分解成葡萄糖，補充進入血液，血糖含量有所上升。但這種代償機制並不能維持太久。因此，早餐作為前一天晚餐和當天午餐之間的一餐，扮演

著承上啟下的重要角色。我們吃下的早餐，透過消化系統的轉化，迅速作為血糖經血液向身體各處傳遞，為之供給能量。

事實上，早餐一直以來在中國博大精深的飲食文化中占有十分重要的地位。無論是老北京平民化的豆汁焦圈，還是天津衛特有的煎餅果子，或是老上海人無法割捨的「四大金剛」，更不必說品種豐富、令人垂涎的廣式早茶了。每一種早餐不僅代表了當地的文化習俗，更是標誌著自然、傳統的生活理念。在中國部分農村，甚至在特定的日子有早餐前的各種習俗，例如在早餐前放鞭炮，以求得一年中的好彩頭。

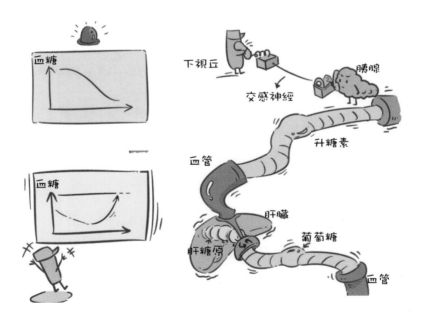

只是隨著現代生活節奏的加快，都市人往往沒有足夠的時間和耐性坐下來慢慢享用早餐。另外，都市上班族往往沒有意識到，一頓高質量的早餐對於保持良好工作狀態的重要性。一種可能的

解釋是，大都市的上班族往往是腦力勞動者，而腦力勞動者的身體，往往難以區分大腦的疲倦是由於休息不足還是血糖供應不足，至少感覺起來都是頭昏腦脹。提供兩個有趣的例子思考：在農村或大都市等地的重體力勞動者，不會無法區分，因為身體的疲倦和大腦的疲倦感受截然不同。另一個有趣的現象是，如果我們起得太早，彷彿更容易有餓的感覺，這是由於早起之後大腦的疲倦和血糖供應不足時間被拉長，因此被清晰地區分出來所致。其實如果你帶著學生參加過軍訓課，你會發現一個有趣的現象，一個個早晨起不來的小書生，突然變成了一個個 6 點起床晨訓的小戰士，他們對早飯的渴求程度完全不一樣。這是由於軍訓不僅提早了學生起床的時間，同時將學生從腦力勞動者完全轉變為重體力勞動者。你如果陪著他們一起吃早餐就會發現，平時上早自習時拿著麵包卻一口也吃不下的學生，在軍訓時一頓早飯居然可以吃下 3 個大饅頭。

並不是「暈菜」這麼簡單

不吃早飯會「暈菜」！事情沒這麼簡單。早飯對身體的短期意義可以幫助你從暈菜的感覺中逃離出來，同時長期的效應也在一天天累積。**科學家們已經透過確鑿的科學證據證明，良好的早餐習慣不只可以提供身體所需能量，更可能潛移默化幫你避開不少疾病。**

科學家在美國大都市中展開一項大規模人群營養調查，他們募集到了 3,598 名年輕成年志願者。科學家們詳細記錄了所有志願者的飲食攝取資訊，大到一日三餐，小到下午吃的一顆蘋果。

健康決定一切

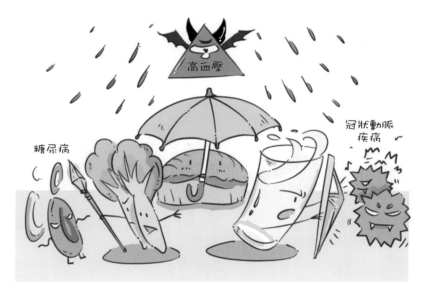

在平均時間跨度長達 18 年的研究過程中,研究團隊透過問卷隨
訪及定期體檢的方式,記錄項目參與者的飲食變化及健康狀況。
經過嚴謹詳細的數據分析,科學家們發現,與每天都吃早餐的人
相比,每週吃早餐不足 3 次的人更容易發胖,平均體重增幅相差
1,900 克。此外研究還觀察到,每天規律吃早餐,有利於多項代
謝風險指標的控制,包括腹部肥胖的風險降低 22%;肥胖風險降
低 20%;高血壓風險降低 16%;代謝症候群(腹部肥胖、高血壓、
血糖血脂異常的集中表現,也就是我們常說的「三高」症狀)風
險降低 18%。

　　來自哈佛大學公共衛生學院的科學家們也做了類似的研究。
他們共募集了 29,206 名健康男性,並在隨後的 16 年進行長期的
大規模跟蹤研究。研究人員發現,那些每天不吃早餐或每週只吃
1 ～ 2 頓早餐的男性,與規律進食的族群相較,其最終罹患糖尿

病的機率會增加 25％。科學家們又
進一步設想，會不會是由於那些每
天不吃早餐的男性普遍體重增加，
導致糖尿病患病風險提升呢？他們
又透過統計學方法，將體重變化的
影響消除後發現，不吃早餐帶來的
糖尿病高風險依然存在。換句話說，
不吃早餐的人即便沒有發胖，依然
會更容易罹患糖尿病。同時，研究
發現不吃早餐帶來的並不僅僅是糖

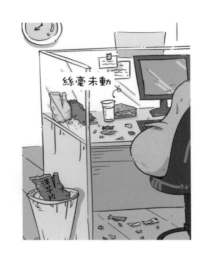

尿病的高發病風險，相較於每天按時吃早餐的男性，不吃早餐的
男性罹患冠狀動脈疾病風險還會提高 27％。

　　相類似的研究結果也在女性族群中得到驗證。科學家們共募
集了 46,289 名女性志願者，並對她們進行了為期 6 年的隨訪研究。
結果顯示，與每天都規律吃早餐的女性相比，每週至少錯過一頓
早餐的女性，罹患糖尿病的風險增加了 28％。

零食代替早餐？不太明智

　　不少辦公室員工，其實並不認為自己沒有吃早餐，他們只是
選擇一些零食代替早餐，像是是一塊糖或者一包洋芋片，但嘴饞
的背後並非沒有代價。哈佛大學公共衛生學院的科學家們研究發
現，有些女性志願者在調查中由於不吃早餐，她們往往選擇多吃
一些零食，並且更傾向於多次進食，一天就餐和加餐的次數往往
超過 3 次。研究結果顯示，這部分族群罹患糖尿病的風險其實更
高，是每天吃早餐人群的 1.47 倍。

健康決定一切

吃好早餐換回好心情

　　吃好早餐作為健康生活方式的重要組成部分，不光是有益身體健康，還能有助於形成良好的人際關係，特別是對於身邊交往密切的人，更是好處多多。

　　2014 年俄亥俄州立大學溝通與心理學教授、研究第一作者布拉德·布希曼（Brad Bushman）發表的一項研究成果顯示，吃好早餐並維持平穩的血糖能促進夫妻關係的和諧穩定。 科學家團隊們招募了 107 對已婚夫妻。在參加實驗之前，科學家組織這 107 對夫妻分別填寫了一份婚姻關係滿意度的調查表。然後在實驗的過程中，科學家為每個參與者配發了一個巫毒娃娃和 51 根針，並告知參與者巫毒娃娃代表了他們的配偶，當你不滿時可以透過在巫毒娃娃上扎針發洩自己的憤怒。當然，扎針的過程並不會被配偶發現，但參與者要對自己扎完針的娃娃統計扎針的數量。另外，參與者還要在早餐前和睡覺前測量自己的血糖值。

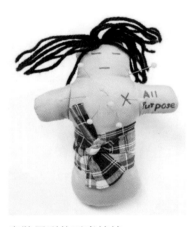

實驗用到的巫毒娃娃
（圖片來源：《每日科學》
Science daily）

　　21 天過去，科學家們發現，那些血糖值較低的人，會在娃娃上扎更多的針。當然，如果有些夫妻關係本來就不好呢？你的擔心科學家早已想到，求真相的科學家已透過婚姻滿意度量表的評估結果，剔除了由於不同配偶關係好壞對結果可能造成的影響。

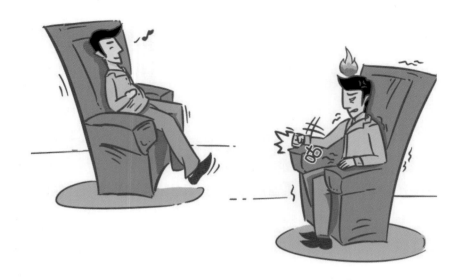

　　顯然科學家們想將研究進行得更澈底一些，因此這些夫妻被叫到實驗室參加下面一項實驗。科學家告訴參與者，你正在和自己的配偶比賽，二人前面都有一個螢幕，當螢幕上出現紅色方塊時，誰能更快按下按鈕誰就獲勝。獲勝的獎勵是你可以懲罰你的配偶，讓對方的耳機傳來噪音，但這個噪音你可以控制音量。當然科學家們只是開了個玩笑，參與者比賽的對手不是自己配偶，而是計算機；而且比賽過程中參與者並不知道配偶在那個房間，他們的耳機裡也不會傳來什麼噪音。

　　研究結果顯示，血糖值較低的人會選擇更大聲、更長時間的噪音來懲罰自己的配偶，這些人也正是在娃娃上扎更多針的人。當然，研究結果依然剔除了婚姻滿意度和性別差異帶來的影響。夫妻間尚且如此，在工作場合中如果不吃早餐，會不會造成一些困擾呢？

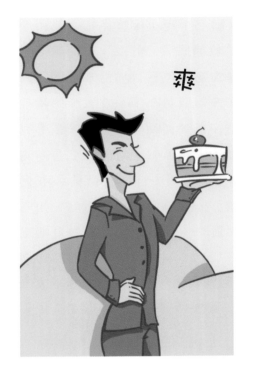

由此可見，透過早餐維持血糖的穩定，對於有效控制不良情緒非常重要。我們知道血糖是大腦供能的主要來源，也是為數不多在血腦屏障間暢行無阻的物質，而且大腦本身也是非常耗能（只占我們體重的2%，但卻消耗20%的熱量）。血糖濃度的波動可能直接影響大腦的運行情況，同時大腦在化解憤怒和攻擊情緒時也需要消耗熱量。

由此看來，吃好早餐對人對己都是受益匪淺。為了自己的身心健康，更為了與家人、同事的和諧相處，面對一份豐盛可口的早餐，你還猶豫什麼呢？

吃早餐的意外「驚喜」

不吃早飯可能帶來一些健康風險、人際關係危機，但當你選擇吃早餐時，甚至可能有一些意外收穫。我們常常抱怨自己又胖了，需要減肥，並把它作為不吃早餐的藉口。更不要說去吃一些高能量的甜點、蛋糕等食物了。**但特拉維夫大學（Tel Aviv University）教授雅克布維茨（Daniela Jakubowicz）告訴你，早餐吃得豐富一些，甚至增加一些甜點，會更有利於體重的控制。**

科學家要用數據說話，因此實驗必不可少。雅克布維茨和他的科學家團隊找到了193名肥胖（無糖尿病）的成年志願者，隨機分成兩個組，每天嚴格控制吃進食物的熱量。男性被限制每天吃1,600大卡（即千卡）熱量，女性被限制在1,400大卡熱量。兩組的總熱量攝取是一致的，只是在早餐和晚餐的熱量分配上有所差異。其中一組早餐只供給300大卡熱量，同時碳水化合物的質量僅為10克（低碳水化合物飲食），另一組早餐供給600大卡熱量（富含蛋白質和碳水化合物），且包含一小塊甜點，如巧克力、餅乾、蛋糕、冰淇淋等。相對的，兩組的晚餐攝取量則正好相反。整個實驗持續32週，其中前16週志願者所攝取的食物種類和數量均被嚴格限定，並連同體重變化一起被詳細記錄下來。而後16週志願者僅接受營養師的一般性指導，飲食攝取完全依靠自我監督管理。

　　在研究的第一階段，兩組志願者每組都平均減輕了33磅（約合15公斤）。但到了自我管理階段，早餐僅攝取300大卡能量的志願者，體重開始嚴重反彈，每人平均反彈了22磅（約合10公斤）；而早餐吃得更豐富，還有甜點相伴的志願者則又繼續平均減重15磅（約合7公斤）。實驗結束後，早餐吃甜點的志願者比早餐不吃甜點的平均多減重40磅（約合18公斤）。

　　可能的原因是，**甜食對人的誘惑像毒品一樣，完全不吃甜食可能造成對這些人對食物心理成癮**。32週大約相當於8個月：而我們在前4個月是容易克服心理上對甜食的渴求。但在短短4個月後，大部分節食者就無法堅持，並背離自己的飲食計畫。顯然在實驗中，早餐每日攝取300大卡熱量的志願者在經歷4個月後，

健康決定一切

實在難以再繼續忍饑挨餓，逐漸放鬆了對自己的管理，偷偷吃了不少食物，並一發不可收拾，導致體重大幅反彈。

同時，早餐攝取 600 大卡能量的志願者，由於每天的飲食計畫中包含了甜食，則有助於他們在一天接下來的時間內控制住對甜食的渴望。同時，早晨又是人一天新陳代謝最為活躍的時段，早餐攝取的甜食可以更容易被身體代謝掉。由此看來，減重與享受美好生活其實並不矛盾。例如，把一些誘人但卻有可能會和美麗說拜拜的美食放在早餐時享用，既犒賞了自己的味蕾，還能收到意外的驚喜，何樂而不為呢？

完美早餐的真相

既然早餐對健康如此重要，那麼接下來我們就來談一談應當怎樣吃好早餐。中國營養學會出版的《中國居民膳食指南》告訴我們，早餐中蛋白質、脂肪和碳水化合物這三大營養素所提供的熱量大致比例應為 1：0.7：5。也就是說，應當以澱粉類的主食為主，輔以適量的優質蛋白質和脂肪，使血糖在整個上午都能維持穩定，滿足大腦的能量所需，保證工作學習的效率。《中國居民膳食指南》還提醒我們，**早餐的食物種類應當豐富多樣，搭配合理。一份營養充足的早餐應當包括穀類、肉蛋類、乳製品和新鮮果蔬這 4 大類食物。**舉例來說，一份理想的上班族的早餐食譜是：75.6 公克主食（可以是全麥麵包、包子、雜糧粥、燕麥片等），一杯（300 毫升）牛奶或豆漿，一顆雞蛋，再搭配新鮮蔬菜和水果各 75.6 公克。

很多上班族抱怨早上沒有時間準備早餐，其實不需要花費太多時間，就能搭配好一份優質的早餐。現在出現的各種智能的電子鍋，可以提前定時，在你睡夢中開始熬粥，輕鬆幫你實現一睜眼就喝到一碗熱騰騰的粥。微波爐的合理使用，也可以迅速幫你完成完美的一餐。再例如，在前一天晚上把水果和菜葉洗淨，煮上一顆雞蛋。這裡告訴大家一個生活小祕方，煮雞蛋時冷水下鍋，水沸騰後即可關火，讓水自然冷卻。這樣既省了瓦斯，雞蛋的口感也剛剛好。第二天一早，兩片全麥麵包夾上新鮮的菜和雞蛋，就成了一個健康美味的三明治；或是吃兩個熱騰騰的包子，配一碗散發穀物香氣的雜糧粥，再喝上一杯牛奶或豆漿，吃個新鮮水果，一天的好狀態就可以從早餐開始了！

完美早餐的食物種類		
食物種類	食物舉例	數量
穀物	全麥麵包、燕麥片（不添加糖）、全麥麵條、雜糧粥、玉米餅、紫米發糕、包子等	約 100 克
含優質蛋白的食物	牛奶、優酪乳、雞蛋、大豆製品	乳類 300 克，雞蛋一顆，豆製品 20 克
水果蔬菜	蘋果、柑橘、梨、黃瓜、番茄、各類綠葉蔬菜等	水果、蔬菜各約 100 克

健康決定一切

09:00
輕鬆面對
工作壓力

9:00 剛剛抵達辦公室，看了一眼時間慶幸沒有遲到後，輕輕呼了一口氣。在今日節奏越來越快的職場生活中，經常會遇到一些意想不到的突發情況，讓我們一算時間，就感到緊張和焦慮。如何理性面對並巧妙地化解壓力，是每一位聰明的上班族必備的工作技能。

咖啡與茶

　　我們從喧囂的馬路，來到了緊張忙碌的辦公室，身體已經處於備戰狀態，可以隨時面對各種迎面而來的挑戰。可是在奮戰之前，我們是否想過，如果我沖一杯咖啡，換個心情開始工作，會不會更有利於我們的健康呢？

　　我們上班族，有著一顆小資族的心，這時候怎能不來一杯咖啡呢？咖啡香濃的氣味，能夠舒緩路上的緊張情緒，使我們有片

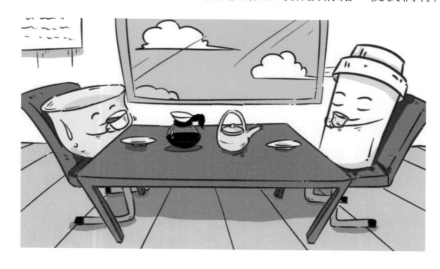

刻閉暇整理精神，進入工作狀態，對於身體健康是非常好的一種
生活方式，對於心理健康也是一種舒緩情緒的儀式。咖啡所飄散
出來的香氣，縈繞在身邊；輕輕啜飲一口，回味無窮。

　　咖啡作為一款深受世界人民認可的舶來品，在學術界也引起
科學家們廣泛的關注。每一杯咖啡中大約含有 50 毫克咖啡因，眾
所皆知的是，咖啡因可以幫助我們提神醒腦，集中注意力，讓整
個人變得神清氣爽。其實，喝咖啡還能帶來不少其他的健康益處。

　　長期堅持飲用咖啡可能使你更長壽。來自韓國慶熙大學和美
國哈佛大學的科學家，共同整理了 20 項有關咖啡的研究，從 97
萬例飲用咖啡的志願者 7 ～ 28 年的跟蹤研究數據中，他們發現
每天飲用 1 ～ 2 杯或 2 ～ 9 杯咖啡族群的死亡率，明顯低於不喝
咖啡的族群。而美國國立衛生研究院（NIH）的科學家在《新英格
蘭醫學雜誌》（New England Journal of Medicine）上發表的文章
顯示，每天飲用三杯以上咖啡的中老年人（50 ～ 70 歲），死亡
率比不喝咖啡的同齡人低 10％左右。儘管進行研究的科學家依然
不能下確切的結論，認為死亡率的降低是由於咖啡的緣故，但我
們依然可以看出咖啡可能潛在的能量。

　　堅持飲用咖啡可能有助於遠離心血管疾病。心血管領域專業
雜誌《循環》（Circulation）2014 年發表研究結果顯示，適度飲
用咖啡與心血管疾病發病率降低存在關聯。研究還特別強調，每
天飲用 3 ～ 5 杯咖啡，心血管疾病發病率達到最低。

　　飲用咖啡可能有助於預防部分慢性疾病。美國哈佛大學歷時
7 年，針對荷蘭一萬七千多人進行的追蹤調查顯示，每天喝 7 杯

以上咖啡（淡咖啡）的人，糖尿病發病風險是喝 2 杯以下人的一半。科學家們還指出，咖啡中所富含的綠原酸，對 α-葡萄糖苷酶的活性具有抑制作用，能明顯抑制血糖上升。

咖啡香濃的口感和強大的健康功效讓不少人愛不釋手，但事物終歸有兩面。作為一款功能性很強的飲品，有些人可能因為咖啡因敏感導致的心悸而不能喝咖啡。作為一款舶來品，咖啡也不是所有人都能夠真心享受。另外**很多研究也建議，每人每天不應該喝超過 4 杯咖啡。**

在我們亞洲，還有一項比咖啡更古老、文化更厚重、內涵更豐富的天然健康飲品，那就是－茶。

即將開啟一天的工作，在此刻選一杯清新的熱茶，淡淡的茶香，也許更有助於舒緩緊張情緒，更有助於我們迅速進入工作狀態。中國是茶葉的原產國，茶葉種類也是最豐富的。十九世紀時，英國人從中國得到了一種茶（紅茶），便深深愛上了它，且欲罷不能。可惜當時英國人對於越陳越香的後發酵黑茶還認識不多，而當時國際運輸最快的是海運，對於綠茶的保鮮技術挑戰過高，因此英國人只能得到保存期限長的全發酵紅茶。即使如此，下午茶仍然成為當時貴婦階級最「中國風」的時尚。如今現代都市裡，嘈雜已經成為常態，而泡茶本身就能夠為自己營造一個茶的慢生活，也是現代人「對自己好一點」的方式。

健康決定一切

部分飲料的咖啡因含量		
飲料名稱	單位體積	咖啡因含量
咖啡		
現煮咖啡	8 oz（237 毫升）	95～200 毫克
現煮咖啡（低咖啡因）	8 oz（237 毫升）	2～12 毫克
意式濃縮咖啡	1 oz（30 毫升）	47～75 毫克
意式濃縮咖啡（低咖啡因）	1 oz（30 毫升）	0～15 毫克
即溶咖啡	8 oz（237 毫升）	27～173 毫克
即溶咖啡（低咖啡因）	8 oz（237 毫升）	2～12 毫克
拿鐵或摩卡咖啡	8 oz（237 毫升）	63～175 毫克
茶		
紅茶	8 oz（237 毫升）	14～70 毫克
紅茶（低咖啡因）	8 oz（237 毫升）	0～12 毫克
綠茶	8 oz（237 毫升）	24～45 毫克
即溶冰茶（需沖調）	8 oz（237 毫升）	11～47 毫克
瓶裝即飲冰茶	8 oz（237 毫升）	5～40 毫克
軟性飲料		
沙士	12 oz（35 毫升）	16～18 毫克
可樂	12 oz（35 毫升）	23～35 毫克
無糖可樂	12 oz（35 毫升）	23～47 毫克
能量飲料		
紅牛	8.4oz（248 毫升）	75～80 毫克

資料來源：
http://www.mayoclinic.org/healthy-lifestyle/nutrition-and-healthy-eating/in-depth/caffeine/art-20049372

09:00

茶葉內含物質豐富，對健康的促進作用也因茶而異，一天之內隨時都可以喝，其固有的舒緩氣質，也總能讓人在百忙之中找到平靜。對於茶，筆者會在這一天當中，慢慢講述。但在這裡提示一點：**不同的茶，咖啡因的含量不同，香氣不同，口味不同，仔細挑選，總能找到你喜歡又適合的那一款。**

精神壓力無所不在

兩個英文單字，「pressure」和「stress」，翻譯成中文都可被譯為壓力。前者更注重強制或促使某種行動的外部壓力；後者則更多是指使人感到內心緊張的精神壓力。精神壓力只是一種感覺，是一種面對潛在危機時內心的不安全感。本書中提到的壓力，都是指精神壓力，這也與我們的健康息息相關。

其實壓力並不可怕，我們天天都在面對，這些或大或小的壓力推動著我們，走在生活的正確或不正確的軌道上。 我們與外界交換訊息，受到任何刺激都有可能帶來壓力。舉個簡單的例子，我們在早晨上班等公車的時候，壓力就會不請自來。壓力是面對環境需要作出選擇或改變時我們的感受（繼續等還是轉乘地鐵），也是我們對未知情況的預期判斷（下一班車馬上就要到了吧），還是我們長時間的耐心付出（真的是等的夠久了），更是關鍵時刻的重要抉擇（迅速奔向地鐵站）。實際上，每一個外界刺激的背後，是一個又一個「目標」和「截止時間」，外界不斷給我們壓力（pressure）時，我們自己不斷做著上述「接收─評估」的心理活動，工作和生活中一個一個小的時間點，一個一個小指標逐漸匯聚起來，就成為我們精神壓力（stress）的主要來源。

健康決定一切

我們的大腦透過精密的調節系統，感知外界的刺激並作出相應的判斷。儘管詳細機制尚不明確，科學家們大致勾勒出一幅大腦應對及處理壓力的圖景：大腦透過交感節後神經元和腦內腎上腺素能神經末梢，合成和分泌了大量去甲基腎上腺素，並散布在整個身體裡。大腦透過這種物質向身體傳達指令，保持清醒和隨時待命的狀態。同時為了配合大腦的指令，腎上腺也透過血液系統向身體注入皮質醇激素，這是為了保證身體在壓力狀態下維持正常生理機能。體內的激素在一天內會呈現正常的波動週期。一般峰值出現在早晨（約 6 ～ 8 點），在上午 8 ～ 12 點間，激素會大幅回落，之後的時間都持續一個緩慢的下降趨勢，使身體能夠順利化解工作學習中遇到的各類壓力，並平穩自然地使身體進入到安靜舒緩的狀態。在凌晨時分（約 0 ～ 2 點）激素濃度將處於最低點。而隨後激素水平會再次逐漸回升，讓我們清醒並準備好面對希望與挑戰並存的一天。

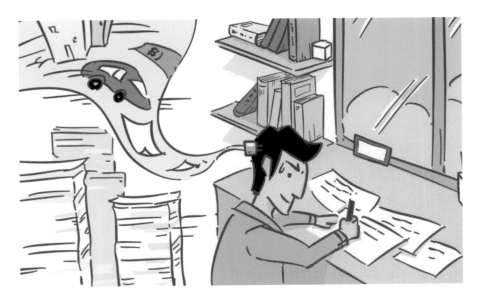

有壓力才有動力

既然外源性刺激導致了我們的壓力，那沒有刺激不就沒有壓力？的確，我們在旅遊或者回家過年時，確實感受到壓力小了許多，也有人樂此不疲。其實，這就是透過減少外源性刺激來暫時躲避壓力的有效途徑，有人更是一針見血的說：「旅遊的本質就是逃避」。壓力會讓我們不舒服，可是真的沒有刺激，我們就會很快樂嗎？科學家喜歡用實驗說話，說服力

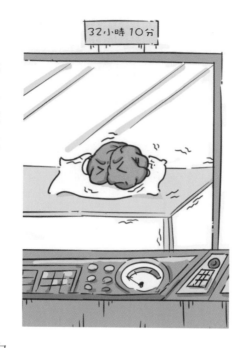

總歸是要大一些。有一個有趣而經典的實驗，展現了沒有刺激的生活。

貝克斯頓（Boxton）在加拿大麥吉爾大學（McGill University）做過一次感覺剝奪實驗，他募集了部分大學生來參加自己的研究。他要求志願者每天只躺在床上睡覺，並切斷一切外來的刺激（視覺、聽覺、觸覺等），以避免產生精神壓力。志願者每天可獲得 20 美元酬勞，同時可以自行決定何時退出實驗。結果顯示，大部分志願者開始後 24 ～ 36 小時內要求退出，沒有人堅持到 72 小時以上。所有人幾乎都遵循一個規律，從呼呼大睡，到厭倦不安，再到自己製造刺激（唱歌、自言自語等），有人甚至出現幻覺。可見沒有刺激可能不會很快樂，反而可能會瘋掉。

實驗得到的結論是，生命活動的維持，需要外界一定的刺激。
如果外界刺激被阻斷，大腦會自行創造一些刺激。另一方面，精
神壓力本身也促進人的成長和發展。我們在享受著城市的資源，
同時也要面對競爭。有競爭就有壓力，發展越快的地方，壓力也
越大。很顯然，一定的精神壓力也是我們維持成長、保持自身競
爭能力的重要關鍵。

壓力需要管理

　　既然我們在壓力面前無所遁形，同時壓力本身又不是絕對的
壞事，我們應該選擇與壓力和平共處。但和平共處並不是放任自
流，也不是經常透過旅遊來逃避，而是需要系統科學的管理。如
果對壓力不進行科學管理，可能造成一些問題。**美國史丹佛大學
神經學教授羅伯特·薩波斯（Robert Sapolsky）在他的一本書《為
什麼斑馬不會得胃潰瘍？》中，一針見血地揭示了現代壓力對我
們健康的影響機制：**

　　「當你面對外界實際存在的壓力源，身體卻不能有效地啟動
壓力反應時，那你會有麻煩。」

　　「如果你一再陷入這種壓力反應之中，或是壓力狀況結束之
後，還無法有效地將反應關閉，那麼這些壓力反應遲早會像壓力
本身一樣，具有同等的殺傷力。」

　　書中描述的一匹斑馬，顯然面對的壓力是生存，來自食物、
水、天敵等方面的威脅。第一個主題顯而易見，斑馬必須在面對
獅子從灌木叢中跳出來的時候，第一時間拔腿就跑，而不是目瞪

口呆，或者抽一支菸壓壓驚。而第二個主題，對人類更具借鑑意義。斑馬不會得胃潰瘍，是因為斑馬不會在每天早晨 9 點鐘，準時坐在辦公室狹小的空間裡面臨獅子的追趕。壓力對斑馬來講只是一個短期的心理過程，壓力結束的時候，有可能壓力消失（順利大逃亡），或是不幸變成一頓飯。但我們在工作或生活當中，開始不停擔憂那些令人緊張的事情時，我們和斑馬看到獅子時的生理反應是一樣的，但是這種生理反應若被長期定時激發，且無法關閉時，我們就面臨麻煩了。也就是說，單純從健康角度而言，我們的身體是非常適應突然發生一件緊急事情，運用許多資源將它完成（例如舉辦一場婚禮）；可是在現代生活中，我們可能面臨的是：每天都在這種緊急事件中奮戰。

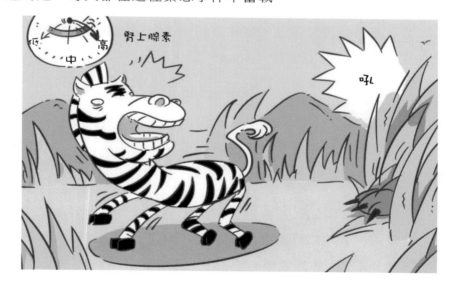

換句話說，現代生活將我們面臨危險時的短期生理反應，變成了規律性、甚至是頻繁的生理反應，這正是危險所在。如果我們對此渾然不知，更談不上科學應對，長久下來，我們的身體會

出問題，甚至是大問題。這就是壓力對我們造成的不良影響。

會影響健康的壓力

前面的論述已經充分告訴我們，壓力本身並不會傷害到我們，傷害我們的是持續不斷的壓力反應。常見誘導我們身體出現持續性壓力反應的情況有以下兩種：

（1）受不同外源性刺激非常頻繁。大部分外源反應在我們身體經過「接受─評估」的過程之後，還有不少問題無法被好好解決，而且這種刺激已經頻繁到上一個壓力反應還沒有結束，下一個壓力已經開始。這在很多高級管理者的身上非常常見，他們往往在工作甚至生活中，被各種訊息所包圍，承擔的責任也更重，甚至習慣並接受了這種生理狀態。例如 8 點鐘要見一位重量級客戶；8 點半一位下屬告知公司發生了重要的公關事件；8 點 45 分祕書匆匆進來放下一份文件，公司高層要求當天務必給予回覆……。這些持續不斷的壓力反應，讓身體的壓力系統調控過於頻繁，前一個尚未結束，後一個又必須開始，因而有時無法對緊急的事情做出反應，甚至身體發生病變。

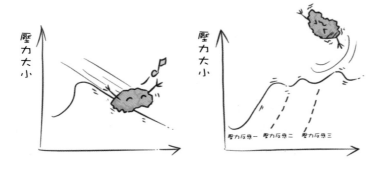

（2）反覆受同一外源性刺激非常頻繁。這往往常見於我們生活，或者工作中重複出現的重大問題。我們對於某一件事情繞不過去，但在現有的條件下又解決不了，於是成為心病。例如，我們在外商公司工作，但外語能力有限。在這種情況下，很可能因為周圍環境不斷對同一問題進行刺激，發生自卑、抑鬱等，時間一長也容易患病。值得一提的是，這種現象在我們家人中也很常見，可能是因為你的房子，可能是因為你的孩子，也可能是因為你的婚事。總之解決不了，但又無法擺脫。

壓力過大有徵兆

我們都應該好好評估自己的精神壓力，但有時候我們並沒有發覺自己其實已經「爆表」了。這裡介紹幾個實用的預警訊號，它可以告訴我們，我們該對自己好一點了。

生理訊號：（1）頭痛的頻率和程度有增無減；（2）開始消沉，並伴有經常性的憂鬱；（3）肌肉緊張，尤其在頭部、肩部和背部，

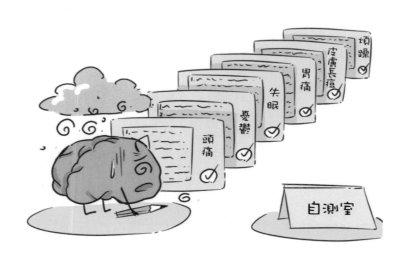

健康決定一切

是早期預警訊號；（4）皮膚開始乾燥、有斑點、長痘痘、按壓會刺痛；（5）消化系統出現問題，如胃痛、消化不良或潰瘍擴散；（6）不時發生心悸和胸部疼痛（排除心臟病之後仍存在疼痛）。

情緒訊號：（1）容易煩躁，喜怒無常；（2）開始自卑，或變得自負；（3）精力跟不上，工作不積極；（4）對超出能力的事情有疏遠感。

精神訊號：（1）注意力不易集中；（2）對於無關緊要的事優柔寡斷；（3）記憶力下降；（4）判斷力下降；（5）持續對自己和周圍的人態度消極。

行為訊號：（1）睡眠開始變淺，或開始失眠；（2）飲酒和吸菸次數比以前多；（3）性慾減弱；（4）從上司、同事、親戚、朋友的人際圈中淡出，這意味著你開始覺得應付不了這種關係；（5）很難放鬆且焦躁不安。

這裡，**只提醒一句，如果發現自己在一段時間裡壓力總是「山大」，應該「釋放」不要等。**你可能會想說：「等到完成這件事就放鬆一下。」，可是我們永遠都會有做不完的事。 時間就像是海綿裡的水，想放鬆，總會有時間。不一定非得去峇里島度假才是放鬆，下午一個人泡一壺茶，約兩三位好友，聊 10 分鐘，也是一種放鬆。

學會與壓力相處

（1）換個角度思考

嘗試改變我們思考的角度和方式，將消極的想法轉換為積

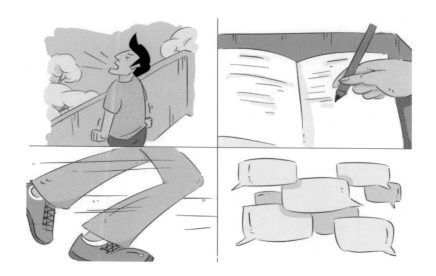

極、正面的想法。例如當我們面對一個突發狀況，而我們顯然不能完全達到要求時，儘可能把大目標拆解，分成一個一個小目標，先完成在自己能力範圍內的事，並盡力挽回局面，告訴自己「盡人事，聽天命」。避免使用「不能」、「一直」等詞語暗示自己，反覆提醒、給自己壓力無助於解決任何問題，同時也不能使你感受更好。

（2）宣洩

壓力隨時都在累積，因此相對應的減壓就有其必要了。需要指出的是，宣洩不等同於發洩，最大的區別在於宣洩並不是「自毀」或「毀人」。這裡有一些非常好的宣洩手段可供參考：與親密的人傾訴；寫日記，可以把有壓力的事情記錄下來，並視重要程度進行保密；隨時記錄心情；大聲唱歌；在隔音室大吼；跳無厘頭的舞蹈；大笑或大哭，砸枕頭等。

健康決定一切

（3）運動

運動是一種非常好的減壓途徑。上班族適合運動量大、娛樂性強、避免肢體接觸、參與性強、同時兼顧人際關係的運動，如羽毛球、網球、乒乓球等。有證據顯示，充足的鍛鍊對心情會有好的影響。一週運動 3 次，每次燃燒 350 大卡、持續出汗的鍛鍊能減少憂鬱症的症狀，其效果與抗憂鬱藥物相當。

（4）建立良好人際關係

人際關係緊張是現代上班族壓力的主要來源之一。因此，建立良好的人際關係，可以從根本上減少壓力的來源。同時，人際關係在遇到壓力突襲時，反而能支撐我們，幫助我們度過難關。

回到現實生活中，面對各式各樣的突發狀況，一時的慌亂和沮喪也許很難避免。但事已至此，需要我們盡快「關閉」壓力反應，因為既然問題已經發生，冷靜下來尋找最適合的解決方案方才是王道。

如何化解壓力於無形，有幾件事情可以推薦：（1）把現在的問題梳理一下，把可控制的事情做好，不可控制的事情先暫且擱置。因為不可控制的事是壓力產生的根源，既然不能控制，也沒必要關注，想好補救措施就可以了。（2）順手找一張紙，把早上的倒楣事記下來，想像多年以後回想起今天時的場景，可能也會頗有意思。（3）如果有可能，嘗試做一些能讓自己專注的事情，例如開始計算一下帳單。這樣有助於理性的大腦盡快工作，忘掉壓力所帶來的感性。（4）嘗試晚上打一場網球，或其他激烈的體

育運動，在揮汗如雨中盡情釋放壓力。（5）吃一些自己喜歡的食物，安慰一下緊張的腸胃，也許杯子裡還剩下一點咖啡，而這點咖啡，可能滋味會不一樣哦！

健康決定一切

10:30

茶歇時刻

已經上午 10:30 了，你也許已經進入狀態，充實忙碌的工作讓你充滿力量，彷彿在這種環境下找回了自己。現代都市上班族已經適應了快節奏的工作，但有時候在高速運轉的過程中，卻忘了照顧自己。也許一個正在高速旋轉的齒輪，也需要間歇性地「上一點油」。為了更有效率地完成工作，也為了我們的身體健康，不少人選擇從「吃喝」上對自己好一點。但正餐之間的加餐，也潛移默化地影響著我們的身體健康；長期的加餐習慣，更是對我們的健康有著決定性的作用。

輕鬆填飽肚子

我們常常面對一個問題，是吃一包令人愉悅的洋芋片，還是吃一顆富含維生素、同時糖含量較低的蕃茄。有時候難以兩全，隨著人們健康意識的逐漸提升，這樣一道選擇題似乎越來越容易了。但情況並不如想像中那樣簡單，有時候最終的結果會令人大吃一驚。

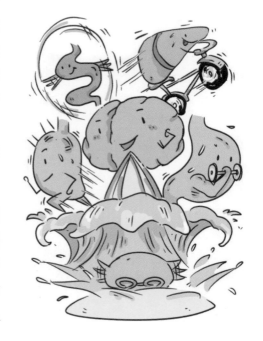

科學家首先發現了一個問題，有時候並不是我們選擇了零食，而是零食選擇了我們。美國德州大學奧斯汀分校的神經生物學家湯姆·森博格（Tom

健康決定一切

Schonberg）及其同事透過研究發現，在不經意間使人們對某個食物給予更多的關注，最終將會對決策產生長期性的影響。聽起來很酷吧？有點像心靈控制。科學家們募集了 200 名大學生，透過一種虛擬拍賣的形式，讓參與者對提供的 60 種零食排出心理價位。隨後，參與者被要求參加一項訓練，觀看一段內容是剛剛定過價的零食影片。當某些零食出現時，會伴隨提示音，需要參與者相應觸擊應答按鈕。在上述過程結束後，研究人員讓參與者在兩種零食中做出選擇。結果發現，參與者大多會選擇伴隨有提示音出現的那一款零食，即使該零食在最初虛擬拍賣中的心理價位低於另一種零食。更有意思的是，當研究人員再次請這些參與者給這些零食定價時，價位會比之前定得更高。而 2 個月之後的隨訪發現，這種選擇偏好依然存在。神經影像學結果顯示，這種改變可能與腦前額葉皮質的神經元活動有關。這就提示我們，當一包洋芋片和一顆蕃茄同時出現在辦公桌上，如果包裝炫目的洋芋片被不經意地放在電腦前，始終出現在你的視線範圍之內，而蕃茄則默默地待在角落裡，那麼你的最終選擇將很可能正中洋芋片製造商的下懷。

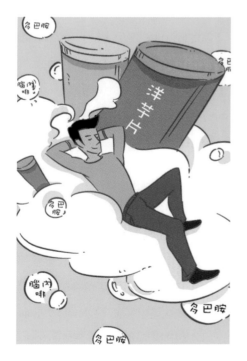

除了包裝吸引人之外，食物本身的美味更加難以抗拒。研究顯示，那些能夠刺激我們味蕾的高脂、高糖、高鹽分的美味食物，能夠像毒品一樣刺激大腦分

泌多巴胺、腦內啡等使人產生愉悅和興奮感的神經遞質，啟動大腦中的獎賞系統（reward circuitry），繼而形成長期性依賴。儘管相關的研究主要是在實驗鼠中進行，但確實也有研究發現，暴食症患者大多會顯現出與濫用毒品等類似的心理特徵和行為表現。

人們對於所謂「垃圾食品」（junk food）的「成癮性」，很可能就是導致慢性疾病全球蔓延的元兇之一。哈佛大學公共衛生學院於 2011 年，在最權威的國際醫學期刊—《新英格蘭醫學雜誌》上發表的一項研究結果，為美國人發胖的原因提供了新的解讀。研究人員對 120,877 名從事醫療相關工作的男性和女性的飲食攝取、體力活動、生活習慣及健康狀況等訊息，進行了長時間的追蹤，最早的數據能追溯到 1986 年，時間長度最長可達 20 年。透過嚴格的統計學分析，研究人員發現與體重增長關係最為密切的五類食物，依次是洋芋片、馬鈴薯（主要指馬鈴薯泥和炸薯條）、含糖飲料、未加工的紅肉及加工肉製品。上述食物的日均攝取量每增加一份，每四年體重增幅分別為 0.77 千克、0.58 千克、0.45 千克、0.43 千克和 0.42 千克。可別小看這體重的一點點變化，研究發現，初始體重的族群即使其 5 年內的體重增幅僅為 4%～ 10%，也會使得心血管疾病及糖尿病的發病風險提升近 30%。

因此，我們得到了一個平衡美好生活和營養健康的方法：把零食放進抽屜裡。既然大多時候我們並不是真的想吃，而是不停地被漂亮的包裝、誘人的香氣誘導而過度食用，那索性我們就不讓垃圾食品出現在我們的視線裡，轉而放一些健康的水果。當我們真的憑空想起來那些誘人的零食，再拿出來享用也不遲。

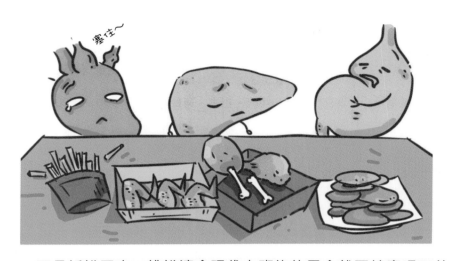

　　可是話說回來，誰說適合現代上班族的零食就不健康呢？其實，新鮮的水果就是一項非常好的選擇，關於它的好處，我們在後文中還會做詳細的介紹。另外，優酪乳也是上班族可以常備的小零食。優酪乳富含優質蛋白，具有很好的飽足感。同時，優酪乳還是鈣和維生素 D 的良好來源，生物利用度很高，對於預防骨質疏鬆有很好的促進作用。對於大腦始終處於緊張狀態的上班族，堅果也是工作空檔的健康之選。堅果中有豐富的優質植物蛋白，同時還含有大量的維生素 E、葉酸、鎂、鉀、不飽和脂肪酸及膳食纖維。已有大量研究報導，每天攝取適量的堅果對於改善認知、促進腦心血管健康有很好的輔助效果。但是需要提醒大家的是，堅果中脂肪含量較高，一般都在50％以上。儘管其中大部分都是對血脂調節、思維記憶等方面有益的不飽和脂肪酸，但畢竟也屬於「高能量密度」的食品，過量攝取小心身材變形。因此，建議大家每天吃一小把堅果（19 克左右），最好用它來代替餅乾等其它含油量較高的食品。這樣既可以享受健康美味，又不必擔心身材走樣。

什麼才是健康的零食		
食物種類	食物舉例	數量（每天）
蔬菜水果	番茄、黃瓜、蘋果、柑橘、草莓等	300 ～ 500 克
乳製品	牛奶、優酪乳	200 克
堅果	杏仁、核桃、腰果、開心果、花生仁等	25 克

參考文獻：中國營養學會、中國居民膳食指南［M］，拉薩：西藏人民出版社，2010。

清茶一杯，沁人心脾

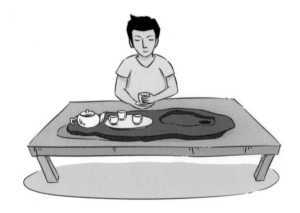

　　除了吃點什麼之外，顯然應該搭配著喝點什麼。營養學家儘管一再聲稱白開水是非常健康的飲品，但總讓人覺得太淡了一點。其實我們沉浸在代表西方文化的各種咖啡時，往往忘記東方其實有一樣非常古老的健康飲料。

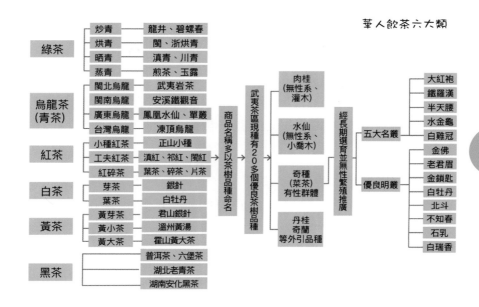

華人飲茶六大類

品啜香茗被祖先奉為養生之道。中國人飲茶已有數千年的歷史。春秋戰國年間，茶就已經是時尚的飲品了。詩人中的頭號美食家蘇東坡曾寫道：「何須魏帝一丸藥，且盡盧全七碗茶」，便是一千年來中國文人茶客對茶最為精闢的總結了。

茶葉本身有大學問。分類的方法就有很多種，最直接是以顏色區分，也是經常聽到的六大茶系分類方法：綠、白、青（烏龍茶）、黃、紅、黑，六種顏色形象地將茶葉區分。事實上，不同的加工工藝不僅賦予茶不同的顏色，更是賦予茶不同的健康功效特點。

現代醫學興起後，人們對茶和健康之間關係的研究也越來越多。**目前已報導過茶的健康功效有近 20 種，這些功效都源於茶葉中所含有的茶多酚、茶色素、茶多醣、可可鹼、咖啡鹼等多種生物活性物質。**在過去的幾十年裡，各國的科學家都從不同的深

度和廣度，研究了茶與健康。綠茶被研究得最多，認為其健康功效最高的人也很多。但是近幾年，歐美日韓等國家和地區的科學家，也對普洱茶和白茶等研究興致頗高。

我們先談談綠茶。綠茶經口而入，口腔是綠茶在身體中的第一站；雁過留聲，**茶葉作為一款天然健康的飲品，自然對口腔健康有所助益**。印度 Drs Sudha & Nageswara Rao Siddhartha 牙科學研究所的內特利（Neturi），帶著科學家們招募了 30 位受試者，分別使用氯己定漱口水（一種廣譜抗菌劑，廣泛運用於齲齒和牙周病的預防）、綠茶以及純水漱口 1 分鐘，5 分鐘後測定牙菌斑中變形鏈球菌計數。結果發現與純水相比，氯己定漱口水和綠茶都更能有效降低牙菌斑中變形鏈球菌數。而另一項研究由薩林（Sarin）等科學家完成，他們招募了 110 名成年男性，隨機分成 2 組：實驗組每天 2 次使用 10 毫升含有 2% 綠茶的漱口水，漱口 1 分鐘；對照組每天 2 次使用普通不含綠茶成分的漱口水，漱口 1 分鐘，試驗總共進行 28 天。結果發現，使用含綠茶的漱口水，可以顯著減少口腔中的牙菌斑數量，並緩解牙齦炎症。

綠茶和癌症的關係也日益受到全球各地科學家們的廣泛關注。日本佐賀大學的藤木（Fujiki）教授和他的研究團隊，建立了研究隊觀察綠茶對腫瘤的預防作用。經過 10 年的隨訪發現，每天飲用 10 杯（每杯 120 毫升，日本人喝茶用的杯子真小）綠茶的女性，癌症發生時間平均延後了 7.3 年，男性則是延後了 3.2 年。在息肉切除術後的族群裡（這是大腸癌的高危險群），每天喝 10 杯茶，同時服用綠茶萃取物，可以使大腸癌發生率降低 51.6%。中國青島口腔醫學院的科學家，收集了全球 19 項與飲茶和口腔癌相關的

健康決定一切

研究數據（一共納入了 4,675 名研究對象），根據飲茶量的不同，最多可以降低 14.7% 的癌症發生病例。而在各類茶中，綠茶的防癌效果最好，能夠使癌症發生風險降低 20.2%。

近些年來，對於黑茶健康功效的關注度逐漸提高，特別是其對血脂影響的相關研究越來越多。與其他茶不同，黑茶不僅是茶藝大師精湛技藝的產物，也是中國不同產茶區上千種環境菌群的傑作。作為發酵茶，在看似安靜的黑茶發酵過程中，實則蘊含菌群之間的「朝代更迭」，將茶多酚等成分氧化聚合，生物轉化形成茶褐素等黑茶特徵成分，繼而使得黑茶的降脂作用在各品類茶葉中最為突出。隨著地理位置不同，不同地方孕育的環境微生物，造就了不同地區的黑茶，因此又分為雲南黑茶（普洱茶）、湖南黑茶（安化黑茶）、廣西黑茶（六堡茶）等。由於菌群生態的差異，除了共同的降脂功能外，這些黑茶的健康益處也有所不同。

普洱茶，相比於其他黑茶，科學家們更注重普洱茶輔助控制血糖的功效。普洱茶原料為雲南大葉種茶樹，內含物質非常豐富，與其他茶相比，具有一定的先天優勢。黑茶特有的後發酵加工工藝，又使得大葉種茶樹的葉子發生奇妙的轉變。科學家研究顯示，發酵後普洱熟茶產生了奇妙的變化，茶葉中多出了一些之前所不具備的活性物質，因此具有調節血糖功效。日本北海道藥科大學的科學家團隊在 2015 年發表了一篇研究，結論顯示普洱茶的活性物質在實驗鼠小腸腸道內，對碳水化合物的消化吸收產生一定作用，間接緩解餐後血糖升高的症狀。其他科學家也做了類似的研究，結果顯示對於糖尿病前期和初期族群，若將普洱茶作為功能性的日常飲品，對血糖升高和胰島素抗性等糖尿病症狀具有調節

10:00

的效用，甚至在一定條件下對病情發展有控制作用。

安化黑茶，特別是安化茯磚（具有獨特的「金花菌」，又稱冠突散囊菌），不僅在輔助控制血脂方面延續黑茶系亮眼的表現，同時在調理腸胃方面更勝一籌。科學家們研究發現，茯磚茶提取物能夠顯著降低肥胖模型實驗鼠血清中的三酸甘油酯、總膽固醇和低密度脂蛋白膽固醇，而它們正是形成血管中粥樣斑塊的罪魁禍首。而在 31 名中老年高脂血症患者中開展的小規模研究顯示，連續 34 天每日飲用 4 杯安化黑茶（1 公升），可以顯著降低血液中三酸甘油酯和總膽固醇，同時增加有益心血管健康的高密度脂蛋白膽固醇。中糧營養健康研究院的科學家研究後發現，「金花黑茶」不僅能像普通黑茶一樣增加腸道蠕動，還能夠增加排便量，通便效果也不錯。

同屬黑茶的六堡茶，因主產地是廣西的六堡鄉而得名，在降脂領域也有一席之地。一項來自廣西茶產地的研究發現，在高血脂實驗鼠模型中，六堡茶不僅具有調節高脂血症的功能，還能發揮抗凝血的作用。儘管結果還需要更多研究和臨床實驗予以證實，但對於希望感受不同茶種魅力的人來說，六堡茶也不失為一個很好的選擇。

針對青茶（烏龍茶）的健康功效，更多集中在減肥功能方面。與其他茶類相較，烏龍茶與黑茶降低總膽固醇的功效是高過紅茶和綠茶。而與黑茶相比，烏龍茶在降低三酸甘油酯的效果上是最好的；黑茶更多是在降低總膽固醇和提升高密度脂蛋白（所謂的好膽固醇）方面更勝一籌。2009 年的一項研究結果顯示，針對

108 位超重肥胖患者進行為期 6 週的烏龍茶干預後，60％以上超重患者體重降低超過 1 千克，同時皮下脂肪含量下降 12％。

紅茶發酵程度比較高，對胃腸可能的刺激最小。在幾類茶葉之中，紅茶發酵程度最高，屬全發酵茶。天然的茶葉中含有大量的茶多酚，其具有較強的健康功效，但同時可能對胃腸產生一定程度的刺激作用。而紅茶由於發酵程度最高，其中多酚類物質被大量氧化，相較其他茶葉對消化道刺激最小，適合腸胃比較敏感的人。

白茶的優勢健康功效，更多見於抗菌作用。2010 年中國科學家華德興比較分析了綠茶、紅茶、白茶、黑茶和青茶（烏龍茶）的抗菌功效，他將不同的茶浸出物（茶水）分別滴入培養有耐甲氧西林金黃色葡萄球菌的培養皿中，發現要達到一樣的抑菌效果，白茶所需濃度最低，只需要 0.0625％～ 0.25％即可實現；而實現同樣的效果，需使用 2 倍濃度的綠茶或烏龍茶，4 倍濃度的黑茶，8 倍濃度的紅茶。

黃茶與綠茶工藝比較接近，在綠茶殺青之後多了一道「悶黃」的工藝。經過這道工藝之後，黃茶內多酚類物質發生非酶促轉化而大量減少（相對綠茶），因此**黃茶相對綠茶刺激性小；同時黃茶相對其他茶類游離胺基酸較多，口感也更為「鮮爽」**。

中國是茶的故鄉，也是茶文化的發源地。中國茶的發現和利用已有四千多年的歷史，且長盛不衰，傳遍全球。茶葉所衍生出來的各類茶，都有各自獨特的口感、健康功效和體驗，只有適合

與否，談不上好壞。只要用心去發現，總能找到適合你的那款茶。

運動飲料是給運動員喝的

還有一種飲料，被大家當成健康飲料而被廣泛接受。**運動飲料搭配運動後喝，這是我們的常識，也是各大商家廣告中的重要宣傳內容。但以科學家的立場來看，其實此運動非彼運動。**運動飲料的製造商告訴我們，高強度的運動會造成體液大量流失，因此需要及時補充水分、電解質和能量。運動飲料的生產商都會宣稱其產品的配方設計，恰好可以滿足運動過後的生理需求，幫助提高運動能力。然而，科學家透過數據研究發現，很多消費者曲解了運動飲料的概念。因為運動飲料是給運動員運動時喝的，不是日常飲料！

事實是，目前非運動員已經成為運動飲料最大消費族群，很多不怎麼運動的人，都將喝運動飲料視為一種健康的生活方式。來自耶魯大學食品政策與肥胖研究中心的科學家們研究指出，超過 1/4 的美國父母認為運動飲料對孩子來說是健康飲品。

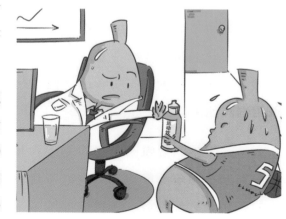

然而，事實上一瓶 500 毫升的運動飲料含糖量，通常在 20 ～ 30 克之間，一瓶下肚必然意味著攝取了更多的熱

健康決定一切

量；這些熱量消耗不掉，長期攝取顯然不太合理。特別是對於很難保證持久鍛鍊的都市上班族，極有可能會導致肥胖、糖尿病、齲齒、痛風等一系列健康問題。而世界衛生組織（WHO）於 2015 年最新公布的成人及兒童糖攝取量指南強烈建議，將成人和兒童游離糖攝取量降至攝取總熱量的 10% 以下，同時條件性建議將游離糖攝取量降至攝取總熱量的 5% 以下。這就意味著對於一個每天攝取 2,000 大卡的成人來說，若要滿足更寬鬆的建議要求，每天最多允許攝取 50 克糖，這恰恰就是兩瓶運動飲料的量。而這也正是為什麼歐洲食品安全局（EFSA）在其聲明指出：含有碳水化合物的電解質飲料（運動飲料），只適用於那些經常進行高強度耐力運動的重體力活動者（注意此處的「經常」二字）。

此外，運動飲料中的電解質—鈉，也會帶來一些健康問題。根據中國標準規定，運動飲料中鈉含量一般在 50 ～ 1,200 毫克 / 升。中國民眾的鈉攝取量整體長期處於過高的水平（相對於世界平均）。如果不加以節制運動飲料，會進一步加重高鈉的風險。而鈉的過量攝取會導致高血壓、中風、心血管疾病、胃癌、骨質疏鬆等疾病，已被大量研究所證實。

其實均衡的飲食就足以補充日常鍛鍊中的電解質和能量物質耗損。對於更高強度運動過後的體力補充，礦泉水、穀物棒、香蕉等也能達到相應的目的，大可不必把金錢花費在運動飲料上。

回到我們的話題，運動員所從事的運動，和我們作為上班族在工作間趁空鍛鍊一下的運動，其實是不同含義。而為運動員設計的運動飲料，我們除非做了和他們類似的事情，否則還是不喝

或少喝為佳。

常見飲料的含糖量		
食物名稱	單位體積	含糖量
可樂	12 oz（355 毫克）	39 克
運動飲料	20 oz（593 毫克）	32 克
能量飲料	16 oz（474 毫克）	62 克
檸檬冰茶	24 oz（710 毫克）	72 克
檸檬汽水	20 oz（593 毫克）	67 克
橙汁	16 oz（474 毫克）	48 克
蘋果汁	16 oz（474 毫克）	52 克
芒果西瓜汁	20 oz（593 毫克）	70 克
巧克力牛奶	16 oz（474 毫克）	58 克
豆奶	8 oz（237 毫克）	8 克

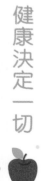

健康決定一切

12:00
令人期待的午餐

經過一上午緊張忙碌的工作，我們需要透過一頓完美而充實的午餐，滿足身體的能量需求，補充不斷代謝所消耗掉的營養物質，以釋放工作壓力並恢復活力。對於工作日程排得滿滿的上班族來說，可能去員工餐廳吃飯，或是約幾個要好的同事到公司附近吃一頓。可如何選擇才能做到合理搭配，享受便捷與美味的同時，又能兼顧營養健康，用餐環境又有什麼講究？希望下面的文字能夠幫助你找到答案。

沒有糟糕的食物，只有糟糕的組合

　　我們往往喜歡把身體的變化怪罪在某一種食物上，例如吃了太多肥肉。這種對單一食物過度依賴的理論並不可信，因為我們年復一年吃下的並不單一，而是一個豐富的組合。所以，即使不用科學實驗而依靠常識判斷，影響我們的身體並不會僅僅是某一種食物，而是食物清單。例如半年內吃下番茄 36 顆，芹菜一大把，炸雞腿 52 支等。更確切地說，是一段時間內的飲食結構。顯而易見的是，每個人的完美飲食組合，與個人營養需求息息相關，不同人的需求差別巨大。

　　其實，營養學最核心的理念有兩個關鍵詞：均衡和適量。不同種類食物的合理組合可以實現營養均衡，再對總攝取量進行一定的控制，就做到了適量。掌握了這兩點，其實也就抓住了營養科學的本質。而在實際操作層面，有一個「神器」非常好用，許多人在學校餐廳都見過，那就是「食物金字塔」，指導我們每日的飲食計畫。但其實不少人對這個金字塔有點誤會。**金字塔清楚規定每天各類食**

健康決定一切

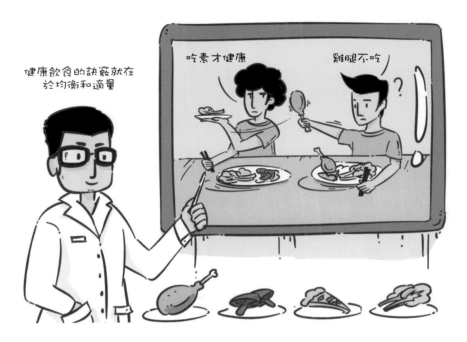

健康飲食的訣竅就在於均衡和適量

吃素才健康

雞腿不吃

12:00

物的攝取量，其實並不意味著我們要把生活過得如此死板。合理的飲食組合不是固定不變的，每個人可以根據自己的身體狀況、運動情況、飲食特點等進行靈活調整。我們在平時用餐時，原則上一日三餐之內應該包括金字塔中的各類食物，且各類食物的比例應基本與金字塔一致。但是如果遇到特定的情況，像是今天我吃了很多好吃的，或者今天我想要多吃點肉，作為對辛勤工作的自我犒賞，我們可以臨時「犯規」，並在接下來的一段時間內挽救回來，即保證在一段時間（如一週）內能達到金字塔各層食物的種類和大致比例即可。

金字塔是一個原則性的指導工具，具體使用時可以靈活多樣。例如金字塔規定每天吃 75 ～ 100 克魚蝦，我們可以改為每週吃 2 ～ 3 次，每次 200 ～ 300 克。值得一提的是，金字塔建議的食

物攝取量，都是指食物可食用部分的生重。另外，金字塔的每層食物，是指某一類食物的總量，而不是某一具體食物的重量。例如建議每天吃 500 克蔬菜，可以是 100 克番茄加 200 克油菜加 200 克茄子，也可以是 150 克黃瓜加 150 克扁豆加 200 克白菜等。

　　值得再一次強調的是，我們在合理飲食過程中，一方面沒必要把自己弄成集中營中的囚犯，想吃的不敢吃，想喝的不敢喝；而另一方面，又沒必要因為外界「驚悚」的小道消息（例如吃油炸食品可能致癌等訊息）搞得像驚弓之鳥。飲食對人身體的影響是一個長期的過程，不會因為吃了幾頓所謂不健康的飯菜就會影響健康，但也不能低估整體飲食的累積效應。合理計畫一段時間（如一週）內，各食物的攝取比例是重要且必不可少的，如果我們今天就想酣暢淋漓地吃一頓韓國燒烤，那就放鬆心情去享受吧！但到了下一頓的時候，我們務必管住自己的嘴饞，多攝取一些燒烤中涉及不到的食物，豐富我們這一段時間的飲食組合，並注意食物總量的控制。

主食也有講究

　　饅頭、米飯，我們統統稱為主食，是主要讓我們能吃「飽」的食物。中國營養學會的《中國居民膳食指南》，推薦午餐所提供的能量應占全天所需能量的 30% ～ 40%。以男性上班族為例，主食的量應為 2 ～ 3 兩（合 100 ～ 150g），在選擇時一定要注意粗細搭配，而女性能量所需大約為男性的 80%。

　　一方面，我們可以多吃一些粗糧。加工精度低的糙米、全麥粉等統統稱為粗糧。粗糧與細糧相比，營養更豐富一些。如同樣熱量下，粗糧可提供相當於白米 3 倍以上的維生素 B1、維生素

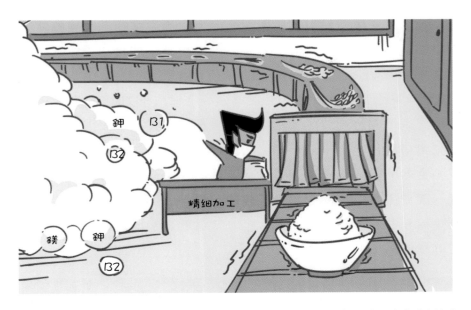

B2 和鉀、鎂等元素。研究顯示，適當多吃粗糧有利於避免肥胖和糖尿病等多種慢性疾病，同時粗糧還能夠提供更加豐富的維生素、礦物質以及植物化學物，對人體有諸多潛在益處。

　　另一方面，我們平時常見的一些其他穀類及雜豆，如小米、高粱、玉米、蕎麥、燕麥、薏米、赤小豆、綠豆、腰豆，統稱為雜糧。與細糧相比，雜糧在營養素方面有不同的優勢。如小米中的鐵、鈣是大米的 3～4 倍，燕麥片含有豐富的膳食纖維，顏色較深的穀物胡蘿蔔素含量也更多。粗糧和雜糧與細糧相比，其所含膳食纖維高、碳水化合物低等特點，更適合肥胖、高血糖、高血脂的人食用，一般人則建議每天食用至少 50 克的粗糧和雜糧。如要瞭解更多訊息，可參考 2014 年中糧營養健康研究院組織所編寫的《全穀物營養與健康指南》一書。

　　這裡不得不提一道有趣的料理—馬鈴薯絲。無論是醋溜也好，

還是燴炒，主菜都只有馬鈴薯而已。而我們經常把馬鈴薯絲當做一項配菜，直接搭配米飯吃。雖然米飯和馬鈴薯絲都沒錯，但這樣搭配，可以稱得上是一個差勁的營養搭配。馬鈴薯中含有大量的澱粉，熱量較高，在西方更是被當作主食。2015 年 2 月，中國農業部也準備將馬鈴薯認定為第四主糧。如果把馬鈴薯當做菜並和主食搭配在一起，在科學家眼中就像於大餅卷饅頭配米飯的感覺。當然，世界衛生組織（WHO）曾經表示過，如果用馬鈴薯替代一部分主食，在攝取熱量不變的前提下，能夠提供更加豐富的維生素 C 和鉀，營養價值大大提升。這就是良好的營養組合所蘊含的魅力。

常見雜糧與精製穀物的營養成分（以 100 克可食部分計算）										
雜糧										
食物名稱	能量（千卡）	蛋白質（克）	脂肪（克）	碳水化合物（克）	膳食纖維（克）	維生素B1（毫克）	維生素B2（毫克）	鉀（毫克）	鎂（毫克）	鐵（毫克）
黑米	333	9.4	2.5	72.2	3.9	0.33	0.13	256	147	1.6
玉米糝（黃）	347	7.9	3.0	75.6	3.6	0.10	0.08	177	151	2.4
大麥	307	10.2	1.4	73.3	9.9	0.43	0.14	49	158	6.4
青稞	339	8.1	1.5	75.0	1.8	0.34	0.11	644	65	40.7
小米	358	9.0	3.1	75.1	1.6	0.33	0.10	284	107	5.1
大黃米	349	13.6	2.7	71.1	3.5	0.30	0.09	201	116	5.7
高粱米	351	10.4	3.1	74.7	4.3	0.29	0.10	281	129	6.3
蕎麥	324	9.3	2.3	73.0	6.5	0.28	0.16	401	258	6.2
蕎麥麵	366	12.2	7.2	67.8	4.6	0.39	0.04	319	146	13.6
薏米	357	12.8	3.3	71.1	2.0	0.22	0.15	238	88	3.6

健康決定一切

精製穀物

食物名稱	能量 (千卡)	蛋白質 (克)	脂肪 (克)	碳水化 合物 (克)	膳食 纖維 (克)	維生素 B1 (毫克)	維生素 B2 (毫克)	鉀 (毫克)	鎂 (毫克)	鐵 (毫克)
小麥粉（特 製一等粉）	351	10.3	1.1	75.2	0.6	0.17	0.06	128	32	2.7
粳米（特等）	335	7.3	0.4	75.7	0.4	0.08	0.04	58	25	0.9

資料來源：中國食物成分表 [M]，北京大學醫學出版社，2002。

我其實不愛吃菜

　　我們都知道應該多吃蔬菜，而實際選擇時往往陷入「選擇障礙」。 蔬菜的種類很多，營養價值相差很大，我們在選擇時儘可能「多吃幾種」。在吃的時候，應特別注意多攝取一些深色蔬菜，儘量使深色蔬菜占蔬菜總量的一半。常見的深色蔬菜有：深綠色蔬菜（菠菜、油菜、空心菜、芥菜、綠花椰菜、韭菜、茼蒿、蔥等）；

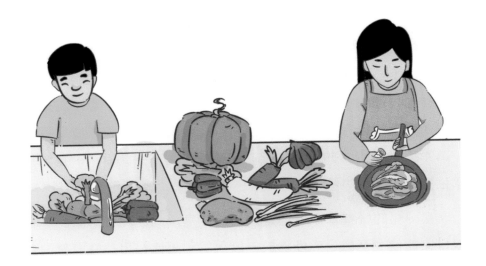

紅色、橘紅色蔬菜（番茄、胡蘿蔔、南瓜、紅辣椒等）；紫紅色蔬菜（紅莧菜、紫甘藍等）。《中國居民膳食指南》建議，每天蔬菜的食用量是 300 ～ 500 克，其中的一半，即最好 150 ～ 250 克是深綠色蔬菜。

同時，我們還要注意增加十字花科蔬菜（綠花椰菜、高麗菜等）、菌藻類（香菇、木耳等）食物的攝取。 醃菜和醬菜含鹽量高，維生素損失較大，應該儘量少吃。

但有一點必須要承認，儘管科學家們不斷地透過研究證據，鼓勵民眾增加蔬菜的攝取量，然而理想與現實之間依然存在較大的差距。對很多人來說，在飲食中增加一定比例的「健康食材」，是一件說起來容易、做起來卻很難的事。即使在經濟水準與健康意識高度發展的美國，健康其實比不上人們對於食物的原始偏好。

加州大學洛杉磯分校衛生政策學教授威廉·麥卡錫（William J. McCarthy）曾在《預防醫學》（Preventative Medicine）上發表了一項研究報告。他和他的科學家團隊隨機募集了 2,000 名中學生，連續 5 天調查他們的午餐。結果發現，儘管美國洛杉磯特定學區的中學每天提供學生水果和蔬菜，但 40％的學生根本不把蔬菜放進自己的盤子，32％的學生則根本不選水果。拿了蔬菜和水果的學生，也有一些人根本不吃。22％的學生直接丟掉或只咬一口水果了；31％的學生則一口蔬菜都沒吃。由此看來，在培養學生養成吃蔬菜的習慣這件事上，還有很長的路要走。

那神祕的營養學家自己是如何看待這個問題呢？應該說，營養學家的健康意識自然多過於一般民眾，因此在用餐時會努力保

健康決定一切

持均衡、適量的飲食組合；他們也許並不認為這個東西好吃，而是從客觀思考上重視這件事，並養成良好的習慣，最終在口味上充分接受。也許，有些食材真的不好吃，而且我確實也不愛吃菜，但是為了健康，也為了能夠享受更多的美味，還是把蔬菜放到自己的碗裡吧，而且記住要真的吃進去！

常見蔬菜的營養成分（以 100 克可食部分計算）									
食物名稱	能量 (千卡)	膳食纖維 (克)	胡蘿蔔素 (微克)	維生素 B2 (毫克)	維生素 C (毫克)	鈣 (毫克)	磷 (毫克)	鉀 (毫克)	鐵 (毫克)	鎂 (毫克)
白蘿蔔	21	1.0	20	0.03	21	36	26	173	0.5	16
胡蘿蔔	37	1.1	4130	0.03	13	32	27	190	1.0	14
扁豆	37	2.1	150	0.07	13	38	54	178	1.9	34
綠豆芽	18	0.8	20	0.06	6	9	37	68	0.6	18
番茄	19	0.5	550	0.03	19	10	23	163	0.4	9
彩椒	22	1.4	340	0.03	72	14	20	142	0.8	12
黃瓜	15	0.5	90	0.03	9	24	24	102	0.5	15
紅莧菜	31	1.8	1490	0.10	30	178	63	340	2.9	38
綠花椰菜	33	1.6	7210	0.13	51	67	72	17	1.0	17
菠菜	24	1.7	2920	0.11	32	66	47	311	2.9	58

資料來源：中國食物成分表 [M]，北京大學醫學出版社，2002。

想當肉食性動物？代價很大

其實單就吃肉而言，許多科學家覺得並沒有必要再談，因為不用提，大家會主動吃。許多人因為非常愛吃肉，甚至自稱是肉食性動物。不過我們想說的是，你可能還不太夠格作為肉食性動物。

從純營養學的角度，如果我們每天只吃肉，我們不會以這麼

體面的形象坐在辦公室。熟肉中幾乎沒有我們所需的維生素C，因此只吃肉我們可能患上壞血病，全身無力並伴隨面色蒼白，甚至牙齒脫落並關節腫痛。同時我們會便祕，並且有嚴重的口臭。聽起來很難受是吧？做肉食性動物是有代價的。

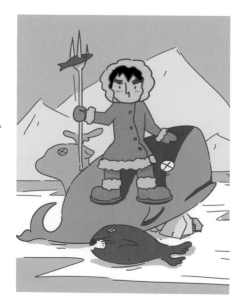

　　但凡事不能說得太絕對。對了，聰明的你是否已經聯想到，有人真的是只吃肉的─因紐特人（愛斯基摩人）。沒錯，因紐特人確實是吃肉高手，在寒冷的北極沒有蔬菜和水果，他們吃下各式各樣的肉，包括海豹、鯨魚、海魚和馴鹿，且極少從植物攝取維生素。但卻很少見到因紐特人像大航海時代的船員一樣罹患壞血症，這也一度成為人類的一個難解之謎。直到 20 世紀 50 年代末，營養學家對因紐特人的飲食結構進行更加深入的研究分析。首先，因紐特人吃生海豹肉，而生海豹肉裡存在一定含量的維生素C。另外，因紐特人也不是只吃肉，他們也會不定期食用諸如柳樹葉、野生黃莓等維生素C 含量很高的食物。同時，他們還會利用一些原始的食物保存方法，以保證在嚴冬依然能夠享用上述食物。所以說，因紐特人也是懂得葷素搭配的養生之道。此外，像是遊牧民族，以前也是極度缺乏蔬菜，因此以馬匹換取茶葉，將茶葉煮來喝，還把茶葉咀嚼吃掉，以補充飲食中的嚴重缺陷。

健康決定一切

看到這裡，「肉食性動物」們內心已經有點退怯了，還是安靜地做一個普通人就好，乖乖吃一些蔬菜吧！其實，肉中富含的動物性蛋白質、脂肪都是人不可或缺的營養物質，只不過由於它太好吃，也太容易得到，以至現代人攝取超過合理的範圍，所以不需要營養學家嘮嘮叨叨告訴你：「適當地補充一些肉是合理飲食的重要組成部分。」從另一個角度來看，對於一些經濟困難的地區，營養學家反而要告訴當地政府，必須提高民眾對於魚肉蛋奶和脂肪的攝取。經歷過計畫經濟時代的人大都清晰感受到，肥肉在那個時代基本上就是保健品。

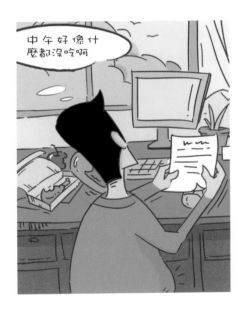

中午好像什麼都沒吃啊

工作時吃飯？

由於忙於工作，有時候上班族可能沒辦法吃午餐。上午會議中臨時得到通知，下午會議裡要討論一份重要的文件。於是，高效率的我們習慣了一邊工作一邊吃午餐，並鼓勵自己，「我是個雙進程模式的現代都市上班族，吃飯工作兩不誤，畢竟連電腦都有雙核心。」

但對此科學家有不同的看法。英國布里斯托大學（University of Bristol）實驗心理學系教授奧德姆・庫珀（Oldham-Cooper R E）和他的團隊於 2011 年在《美國臨床營養學雜誌》上發表了一篇

研究報告，**指出一邊面對電腦一邊吃飯（玩遊戲或工作），會使我們忘記吃過什麼東西。**

　　科學家們尋找了 44 名志願者，隨機分成兩組：一組讓他們一邊在電腦上玩撲克牌，一邊吃午餐；另一組則專心吃午餐。結果顯示，分心吃午餐的志願者比專心吃午餐的志願者更容易忘記用餐的過程，甚至根本沒注意吃了什麼。隨後，科學家將這兩組吃過午餐的志願者分別對某一種餅乾進行口味測試，分心用餐的志願者給出更高的評價，這證明了一個重要事實──他們在餐後更容易受到美食的誘惑，換句話說，他們可能覺得沒吃飽或者沒有滿足。

　　其實一邊工作一邊吃飯的上班族也一樣，在用餐時分心，重要的並不是會忘記吃了什麼，而是根本不記得吃了多少。大腦注意力轉移的同時，也會忽略從胃腸道向上傳導提供的「飽腹感報告」。科學家們對此解釋說，吃午餐的時候分心的志願者，不僅對飽腹感的感受較低，同時吃飯的滿足感（享受感）也很低，這直接導致餐後的加餐行為。

　　多項科學研究指出，吃飯不專心的人由於缺乏用餐後必要的「滿足感」和「飽腹感」，會比專心吃飯的人更容易開啟「尋覓零食」的模式，這種額外的狀態會持續 2.5 小時之久。在尋覓零食期間，他們可能已經吃下更多的洋芋片、餅乾和巧克力，而這些高熱量的食物，可能正是導致體重飆升的重要原因。

　　儘管沒有科學研究，我們可以繼續拓展我們的想像。我們可以在生活中看到各式各樣的例子。女生與男生相較，更傾向於在

健康決定一切

各種場合分享自己的感受，用餐時更是毫不例外，幾個女生嘰嘰喳喳圍坐一桌的場景很常見，甚至周圍的人根本覺得她們是來聊天，而不是在吃飯。依據科學家們的研究，這很可能會讓你在聊天過程中忘記了你吃過什麼，於是在餐後攝取更多的甜食，以彌補內心對滿足感的需求。這很可能解釋了一個現象，很多女生比男生更容易在餐後吃零食。因此，還是建議大家記住孔夫子的教導：「食不言，寢不語」，專心吃飯。

12:00

健康決定一切

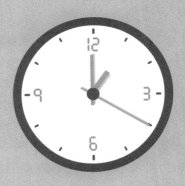

13:00
午後的片刻閒暇

許多上班族都有飯後出去走一走的習慣，從辦公大樓前的草坪，一直逛到 500 公尺遠的商場。但有個問題其實不少人會意見分歧，究竟是「飯後百步走，活到九十九」？還是「飯後不能馬上運動，可能會引起闌尾炎」？有一個模棱兩可的說法，是飯後不能立刻劇烈運動，劇烈運動可能會使食物殘渣亂跑，進入盲腸導致闌尾炎，其實大多數人沒有仔細思考過兩種觀點背後的邏輯，畢竟我們只是不想把飽飽的肚子像麻袋一樣堆在椅子上，只想安靜地做一個漂亮的瘦子，何況現在還沒必要想過活多久這種遙遠的問題。

此時距離剛進食不到 1 小時，我們的胃正在努力處理吃進的食物。在你吃進食物後的 5 分鐘，胃開始蠕動，盡力研磨、攪拌胃內的固體食物，並促進食物與胃液充分混合，同時，你的胃努力將食物推向幽門（胃與十二指腸相連的部分）。此時的胃壁就像一張在風中抖動的絲巾，胃壁的波動從胃中部開始，蠕動波的波幅和速度由小到大，接近幽門時會形成一個較強的收縮環，將部分食物推入十二指腸。胃排空的整個過程大約持續 4 小時以上，脂肪的排空速度最慢，其次是蛋白質，最快的是醣類（想想是不是肉吃多了不容易餓呢？）。

飯後走百步

而由以上的過程可以看出，飯後立刻運動與否，其實與食物是否在胃腸裡沒有太大關係，因為我們不可能飯後 4 小時才去散步。因此，即使科學家還沒有對飯後運動做太多的科學研究，但

健康決定一切

我們從常識判斷，所謂劇烈運動後，容易導致食物殘渣進入闌尾的說法，其實也有點無厘頭。闌尾位於人迴腸和盲腸的交界部位，內部分布著大量淋巴組織。再說的通俗一點，闌尾大致位於小腸和大腸的交界處，而食物經胃排空就需要4～6小時，更不要說通過小腸後需要6～8小時。飯後半小時內，無論你的消化系統如何努力，食物也來不及掉進闌尾。反過來想也可以明白，如

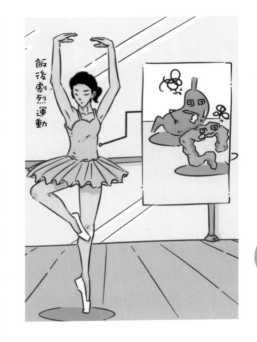

果劇烈運動可能會使食物殘渣進入闌尾，那最危險的時間是飯後4～8小時，也就是中午12點吃飯，下午4點去打一場羽毛球是非常危險的行為，這顯然與我們的常識不符。同理，如果飯後運動可能導致血液從消化系統流向骨骼肌，導致腸胃不能正常工作，那我們在飯後4～6小時（胃排空時間）都不能運動，這顯然與常理不符。

　　但飯後確實不宜立即劇烈運動（注意「劇烈」二字），理由是劇烈運動帶來的物理刺激。首先，飯後劇烈運動可能加重內臟重力牽拉，引起不適。在飯後，我們胃部像一個袋子裝滿了食物，劇烈運動可能引起臟器在腹腔內活動幅度加大。我們的內臟器官，尤其是消化系統，都是透過韌帶和繫膜固定在腹後壁，就像固定袋子的繩子。而活動幅度加大可能劇烈拉動繫膜和韌帶，超過一

定限度就會引起疼痛，就像在空中來回抖落一個裝滿白米的袋子，繩子所承受的牽引力量遠大於一個空無一物的袋子。**其次，飯後劇烈運動可能引起腸胃扭轉。**尤其餐後在做需要身體前俯和旋轉的劇烈運動時（例如跳舞、打棒球等），是一件很危險的事。腸扭轉是腸管的某一段沿一個點旋轉而引起，就像一個橡膠皮管突然折起來。顯然可能導致突發性的不適感，並影響腸道血液循環。如果這個扭轉比較嚴重，腸道不能透過自身的彈性等迅速回復原來的位置，則可能由於血液循環中斷而造成組織壞死，這也是機械性腸阻塞裡非常危險的情況之一。**最後，飯後劇烈運動可能引起腸胃痙攣。**儘管能引起胃腸痙攣的原因有很多，發病的機制也不確定。但從實際案例來看，飲食或其他外部刺激，包括過量的飲水、冷空氣刺激、食用冷飲、吃下不易消化或容易產氣的食物（如黃豆、肉類等），都可能引起腸胃痙攣；而我們剛吃下去食物，要比消化一段時間後的食物粗糙一些，劇烈運動帶來的食物與消化系統黏膜的碰撞，或其他外部的物理剌性激，與食物本身帶來的刺激相互疊加加強，可能是胃腸不適感的主要原因。

同時，另一種情況我們往往容易忽略，**飯前運動其實也不宜劇烈。**運動有益健康已深入人心，但上班族往往難有固定的運動時間，又顧忌「可能出問題的闌尾」，於是很多上班族選擇飯前運動。約兩三位同事，去打一場酣暢淋漓的籃球，畢竟忙碌的一天只有中午有點時間，中午再不運動，可能這一天就沒機會了。可是這卻是典型的空腹運動，非常容易造成低血糖發作，對糖尿病患者尤其嚴重，大大增加運動的風險。即使你是一個健康人，空腹運動也有可能衝擊人體的血糖調節系統，雖然沒有足夠的科學證據，但長期而言可能有風險。畢竟我們空腹的時候選擇了運

健康決定一切

動，在血糖低的時候進一步壓榨身體；而在運動完立刻要去吃飯，在血糖調節系統忙於釋放肝糖原時，迅速提升血糖。這一來一回，加大了血糖的波動，而人體的血糖調節系統職責是讓血糖波動控制在合理的範圍內，這顯然增加了身體的負擔。

科學地活動自己

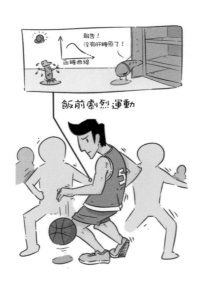

報告！
沒有肝糖原了！
血糖曲線

飯前劇烈運動

在辦公室裡工作通常很安靜，長期坐或者靠著的姿勢保持不動。回家之後也往沙發上一躺，或者打開電腦玩遊戲，確實很舒服。**科學家對這種生活方式稱之為靜態生活方式，它主要指出了睡覺以外，以坐、靠或躺等姿勢進行的工作、學習、娛樂等活動。**社會的進步及科技的發展使人們的身體活動內容發生很大的變化，工作、開車、坐車等靜態行為的時間不斷增加。

13:00

不運動顯然會增加腰上的贅肉和突出的雙下巴，但科學家指出，我們付出的代價不僅僅如此。2012 年美國《運動醫學與科學》（Medicine and Science in Sports and Exercise）雜誌上，科學家發表文章稱，活動量的減少會直接影響身體控制血糖的濃度。科學家找了一批愛運動的年輕人，並給年輕的志願者們配備了隨時監測血糖的儀器和計步器，並詳細記錄了他們每天飲食的情況。

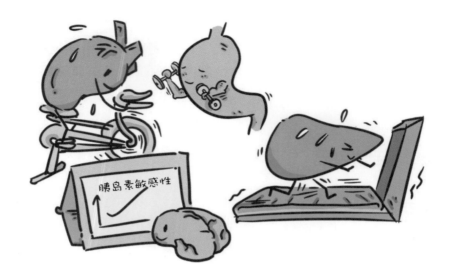

　　實驗的第一階段，志願者被要求按照往常的生活習慣進行鍛鍊。平均每人每天運動可達到 30 分鐘左右，他們可以輕鬆實現每天一萬步以上的運動目標（美國心臟協會的運動指導方針表明，每天建議運動量在一萬步以上）。而血糖監測的情況顯示，他們的血糖濃度一直控制在正常值。

　　實驗的第二階段，志願者被要求每天行走的步數低於 5,000 步。他們只好以開車代替行走，坐電梯代替爬樓梯，並停止鍛鍊。他們每天的運動時間下降到了 3 分鐘，同時每天運動量大約在 4,300 步。在這個階段，志願者們飯後的血糖開始上升，與第一階段相比上升了 26%，同時血糖高峰值一天比一天高。科學家並沒有持續讓志願者保持更久的時間，因為這會真的導致他們血糖控制出現問題，有悖科學倫理。但可以預見的是，長期靜態行為可以增加慢性病風險，而且對於糖尿病這種不可逆的身體損傷，一旦發生，後悔也來不及。

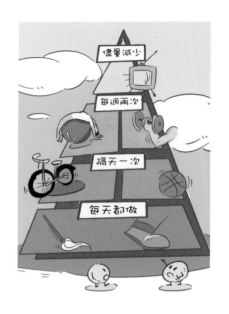

至於如何運動，科學家們提出了科學方案。美國疾病控制和預防中心（Centers for Disease Control and Prevention, CDC）及美國運動醫學學會（American College of Sports Medicine, ACSM）建議民眾堅持每天消耗150大卡熱量，或者每週消耗1,000大卡熱量。可是一般人很難將這些熱量成功轉化成正確的運動量。為此，美國大都會人壽保險公司提出了「運動鍛鍊金字塔（The Exercise and Physical Activity Pyramid）」的運動方案。在密蘇里大學所設計的「運動鍛鍊金字塔」方案，建議民眾每天以積極的態度、儘可能多參與「生活型態的體能活動」。這些「生活型態的體能活動」包括走路、騎車、園藝、擦窗、拖地、洗衣等；其次，「運動鍛鍊金字塔」要求人們一週內參與至少150分鐘中等強度的有氧運動（如快走），或者參與至少75分鐘的高強度有氧訓練（如跑步）。另外，一週之內還應該安排至少2次伸展運動和抗阻力運動（如舉重），伸展運動每週兩次以上，每次至少堅持10分鐘，而抗阻力運動主要針對身體大肌肉群（如腹、大腿的股四頭肌）。最後，在「運動鍛鍊金字塔」的頂尖，建議每個人儘量減少靜態活動，確保靜態活動不要連續超過60分鐘。這類靜態活動包括看電視、辦公等。尤其對於在辦公室裡的上班族，最好一小時就起來活動一下，或做一下伸展運動。

		常見體力活動的千步當量數			
活動類型	千步當量時間（分鐘）	活動類型	千步當量時間（分鐘）	活動類型	千步當量時間（分鐘）
整理床，站立	20	洗碗，熨燙衣服	15	收拾餐桌（走動），做飯或準備食物	13
擦窗戶	11	手洗衣服	9	掃地，拖地	8
慢速步行（每小時3公里）	13	中速步行（每小時5公里）	8	快速步行（每小時5.5～6公里）	7
上下樓	6	伏地挺身	6	健身操	6
慢跑	3	籃球	4	足球	3
排球	10	乒乓球	7	羽毛球	6
跳繩，中速	2	舞蹈（中速）	6	瑜伽	7
蛙泳	2	騎自行車	7		

注：千步當量是指進行相應活動多少分鐘相當於行走1,000步。資料來源：中國營養學會、中國居民膳食指南[M]，西藏人民出版社，2010。

午後小睡片刻

　　我們慢慢走回到辦公室，午後和煦的陽光暖暖地照在臉上，打了個哈欠後，視同不禁模糊起來。這是許多人飯後的身體變化，吃飽了就想睡覺。有一個觀點深入人心，吃飽的時候由於血液大部分供給於胃腸消化，於是輸送給大腦的血液會大幅減少，供氧量不足讓人產生昏昏欲睡的感覺。

　　吃飽了想睡覺是因為大腦供血減少，其實是個天大的誤會。大腦是人身體最重要的器官，儘管重量只占到身體總重量的2%，但耗氧量基本達到身體總耗氧量的25%。如此重要的器官，我們

健康決定一切

100

的身體是不可能為了消化一頓飯就中斷給大腦的供應。我們可以這樣想，如果飯後大腦是因為血液流向腸胃道而「呼吸困難」，那會不會有人吃到一定程度，而大腦缺氧昏厥過去呢（有也是吃撐的吧）？

其實，科學家也對吃飽想睡覺這件事產生濃厚的興趣，並試圖揪出罪魁禍首。聖馬特奧醫學中心及史丹佛大學的科學家團隊發現，進食後身體中的一類神經遞質可能是罪魁禍首。科學家們研究了志願者用餐後血液裡膽囊收縮素（cholecystokinin, CCK）的含量變化，發現了有趣的事情。CCK 是由小腸黏膜細胞分泌的一種肽類激素，主要功能是幫助胰腺分泌消化酶，促進膽囊排除膽汁。但膽囊收縮素同時廣泛存在中樞神經系統中，因為它同時要在用餐過程中，刺激中樞神經系統，產生飽腹感並抑制食慾。研究發現，志願者飯後 2 小時內，膽囊收縮素體內濃度明顯上升，並於 2 小時之後開始下降。科學家同時發給志願者一張睡意量表，分時間點記錄他們睡意的大小。結果顯示，志願者的睡意隨著進餐結束即開始明顯增加，隨後趨於平緩。科學家以嚴格的統計學方法，評估了膽囊收縮素的變化與睡意的變化，證明膽囊收縮素的上升和下降與睡意的襲來和消散存在聯繫。更有趣的是，科學家發

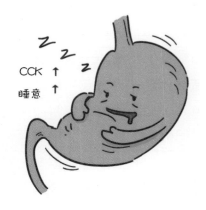

現，吃進越多脂肪的志願者，體內膽囊收縮素含量越高，也就更容易想睡。回到我們日常的情景中，吃紅燒肉比吃青菜更容易餐後想睡覺。

我們的身體為什麼留下這樣的機制，科學家至今並沒有統一的解釋。**但一些研究表明，適當的午睡，其實可能有助於提高記憶力。**美國加州大學柏克萊分校（UC Berkeley）的科學家做了一個實驗：他們找到了 39 名健康的年輕志願者，隨機分成兩組，午睡組和清醒組。上午時，科學家讓兩組人學習同樣的知識，並進行測試。結果顯示兩組成果不相上下。中午時段，科學家讓午睡組休息 90 分鐘，而讓另一組保持清醒。下午 6 點左右，科學家組織受試者進行新一輪的學習和測試。事實證明，一天保持清醒的志願者學習效果變差，午睡明顯提高了學習能力。

對此，科學家們解釋，我們的大腦像一台電腦，有類似於電腦記憶體的「瞬時記憶」；同時為了數據長期保留，有類似於硬碟的「長期記憶」。在白天的時候為了更高效的大腦運轉，我們不斷遺忘當天發生不重要的事情（不斷清空電腦記憶體，處理新的數據）；當晚上進入深度睡眠的過程中，我們強迫大腦的部分區域休息，也造成一部分記憶的遺忘（關機後對內存的清空）。但有一個時段可以把瞬時記憶轉化為長期記憶，即把數據從「電腦記憶體」拷貝到「硬碟」，這就是非快速眼球運動睡眠，也就是俗稱的淺度睡眠。因此，在午後短暫的淺睡眠，可能有助於提升我們上午各項工作後的記憶力，同時可以恢復體力，提高下午的工作效率。事實上，儘管沒有足夠的科學證據，但我們可以搞笑地推斷一下，大學裡的各種資優生所擁有的變態記憶能力，可

能與他們在自習室學了又睡、睡了又學的生活狀態有直接關係。

有一些研究甚至表明，不午睡居然有「生命危險」。有一項 24,000 人參加的研究指出，與很少午睡的人相比，習慣午睡的人死於心臟疾病的風險要低 37%。研究者認為午睡可以降低壓力激素，繼而保護心臟。

所以，條件許可的話，吃飽了可以休息片刻。

13:00

103

健康決定一切

13:30
餐後水果
妙不可言

午睡醒來，一掃上午工作的疲憊，又要投入到重要的工作中。不少上班族非常喜歡餐後吃水果，可以是帶著水滴的蘋果，也可以是圓滾滾的柳橙。不少餐廳也會在餐後提供水果給員工。不得不說，這是讓科學家非常欣慰的事情。隨著手上的水果下肚，它也能給你帶來妙不可言的健康益處。

An Apple a Day Keeps The Doctor Away

老外的文化裡有這麼一句諺語：「An apple a day keeps the doctor away」。當然，這裡翻譯過來並不是指每天吃一顆蘋果，就拿不到博士學位；更不是每天玩 iPhone，博士畢不了業。原意是指，每天吃一顆蘋果，可以保證你不生病，不用去看醫生。長期以來，多吃水果有益健康已經深入人心。

大量研究顯示，水果首先是一種重要的飲食組成部分，可以攝取大量身體必需的營養物質。水果是維生素（類胡蘿蔔素、維生素 B 群、維生素 C）、礦物質（鉀、鎂、鈣等）和膳食纖維的重要飲食來源。一般來說，橙色和黃色的水果（如芒果、黃桃、黃杏、山楂）中類胡蘿蔔素含量較高；柑橘類（橘、柑、橙、柚）和漿果類（沙棘果、草莓、藍莓、奇異果等）是維生素 C 的良好來源；而葡萄乾、杏乾、桂圓、乾棗等水果乾，因脫水濃縮作用，成為鉀、鈣、鐵等礦物質的重要膳食補充。此外，水果中還富含黃酮類、多酚等多種植物化學物質，具有抗氧化、增加免疫力等生物活性。

健康決定一切

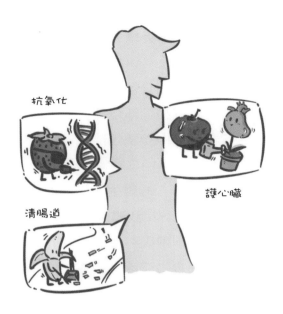

抗氧化

護心臟

清腸道

　　科學家們用大規模的族群研究證明，飲食中攝取的水果，對於預防重要疾病有明顯效果。哈佛大學曾對 11 萬人進行長達十餘年的飲食跟蹤調查，發現每天多吃一份水果（約一顆中等大小蘋果的量），心血管的發病風險相應降低 13％。另一項研究透過對以往研究進行全面彙總分析發現，與每天水果攝取不足 3 份的人相比，每天至少攝取 5 份水果的人，其罹患中風的風險降低近三成。而英國牛津大學研究人員則展開一項對比試驗，將 690 名健康個體隨機分成兩組，一組給予增加水果蔬菜攝取的健康教育，鼓勵每天攝取至少 5 份以上的水果蔬菜，而對照組則不進行教育。經過長達半年的實驗之後，多吃水果蔬菜的那一組人與對照組相比，血壓明顯降低，收縮壓和舒張壓的平均降幅分別為 4 毫米汞柱和 1.5 毫米汞柱。此外，一些水果中含有豐富的葉黃素及玉米黃素，對於老年人常見的視力疾病—視網膜黃斑部病變具有很好的預防作用。

此外，水果還是公認的防癌食品。世界癌症研究基金會（WCRF）和美國癌症研究所（AICR），透過對全球各國的研究結果進行總結評估，認為有充分證據顯示水果能夠降低口腔、咽部、食道、肺部、胃、結直腸等部位癌症的病發風險，而且很有可能降低喉部、胰腺、乳腺、膀胱等部位癌症的危險性，同時還有可能降低子宮頸、子宮內膜、肝臟、前列腺等部位癌症的風險。水果的防癌作用可能與其富含的維生素、礦物質、植物化學物等營養成分有關。這些物質能夠使我們體內的 DNA 免受外界刺激的損傷，促進其修復，降低因基因突變而造成的致癌風險。而水果中的膳食纖維，能夠縮短食物殘渣在腸道中的停留時間，並與潛在的致癌物結合，促進其排出。

　　正是因為吃水果帶來的「好處」，世界各國均在飲食指南這樣的權威出版物中為水果「搖旗吶喊」。例如，2015 年最新版的美國飲食指南推薦成人每天吃 2 杯水果（每杯約為 237 毫升）。另外，美國哈佛大學公共衛生學院推出的健康餐盤模型（Healthy Eating Plate）進一步建議，一日三餐要包括一些水果，與蔬菜一起應占據餐盤的一半以上。同時特別建議要將水果放在觸手可及的地方，這樣你會更想吃。中國營養學會則推薦成人每天吃 200 ～ 400 克水果。

　　然而理想很豐滿，現實卻很骨感，我們可能遠遠沒有吃夠足量的水果。「中國居民營養與健康狀況調查」結果顯示，中國民眾每日水果攝取量僅為 45 克，遠遠低於推薦量標準。而全國慢性病監測數據表明，居民人均每日蔬菜水果攝取量不足 400 克的比例超過了一半。因此，我們面臨的問題是水果吃得還不夠，至於

健康決定一切

坊間流傳的「水果早吃金，午吃銀，晚吃鉛」的說法，大可一笑了之，想吃就吃吧！

吃水果的「技巧」

其實我們容易忽略，水果雖然是個不錯的選擇，但並不是每個人都會吃水果。這裡指的並不是科學家們認為有人吃榴蓮連殼一起吃，而是水果作為飲食組成的一部分，也應該放到整個飲食的角度來考量。

首先，如果你已經吃下了不少主食，就應該儘量少吃比較甜的水果。其實愛吃水果的人都有這樣的經歷，我們走到水果攤前往往會問攤主一句話，「你這水果甜嗎？」因此，我們愛吃的水果，往往含糖量比較高，這正是大家容易忽略的地方。適量攝取糖分是為身體提供熱量，維持生命和身體活動。但如果熱量攝取超過正常需求，就會引起肥胖等諸多問題。如果我們在飽餐一頓之後，已經吃下了大量主食，之後我們又吃了過多很甜的水果，就會成為身體的負擔。

其次，儘管水果很甜，糖尿病患者依然可以吃。其實關於這個問題，美國糖尿病協會早已給出過明確的回答—糖尿病患者是可以享用水果的。在其發布的糖尿病患者飲食建議中明確指出：要吃各種顏色的新鮮水果；而到底應吃哪些水果，吃多少，則需要根據血糖控制平衡而定。換句話說，糖尿病患者所擔心的是血糖濃度的大幅度波動，因為這樣可能會對已經很脆弱的血糖調節系統帶來衝擊。而儘管水果糖分含量並不少，但一方面是水果中

富含膳食纖維，它像籠子一樣將糖分攔住，有效地延緩糖類的消化吸收速度，因此我們儘管吃下了一定量的糖，但由於吸收緩慢，真正進入血液的糖會「慢慢來」；另一方面水果中的果糖含量較高，而果糖升高血糖的效果明顯小於葡萄糖。但對於原產於熱帶的一些水果，如西瓜、香瓜等，糖尿病患者應謹慎食用。

具體對於水果的選擇，在這裡給大家介紹一個工具—**血糖指數**（Glycemic Index, GI）。它是一個衡量食物引起餐後血糖變化的指標，具體而言是指血糖正常的個體攝取含 50 克可消化糖類的食物，與相同量的葡萄糖相比，引起餐後 2 小時內血糖變化曲線所覆蓋面積的百分比（註：有的標準將白麵包作為參照，此時血糖指數的數值會有所差異）。一般認為，GI 小於 55 的食物為低 GI 食物，GI 在 55 ～ 70 之間的為中等 GI 食物，GI 大於 70 的食物為高 GI 食物。簡單來說，**GI 越低的食物對餐後血糖波動的影響越小**。因為糖尿病患者對血糖濃度的調節能力下降，所以建議糖尿病患者吃低 GI 食物。事實上大部分水果的 GI 值並不高，例如常見的蘋果和梨的 GI 都是 36，柑橘的 GI 則是 43，即使是感覺超甜的香蕉其 GI 也僅有 52。而如西瓜、香瓜、鳳梨的 GI 都比較高，糖尿病患者為避免對血糖濃度產生很大衝擊，應謹慎食用。

最後，**不少人認為鮮榨果汁與新鮮水果相同，科學家證實這是一個錯誤**。最近的研究發現，與其他飲料類似，每天喝一杯純果汁也會增加糖尿病的發病風險。這其實很好理解，一杯香甜可口的鮮榨果汁，就是一杯甜飲料。水果從糖尿病患者可以吃的食物，變成了可能增加糖尿病風險的食物，其實也就在「鮮榨」二字。糖分原本在水果中是「躲在」細胞中的，而榨成果汁後，其中大

健康決定一切

量的糖變成游離形態，這本身就與「糖水」接近了；榨完果汁所被丟棄的「渣」，其實是水果中的膳食纖維，少了膳食纖維的保護，果汁早已和水果相差甚遠，前者容易對血糖造成較大幅度的衝擊，不利於血糖的穩定。此外，榨汁的過程中不只是糖分，很多在水果中富含的多種維生素和植物化學物，因為失去細胞結構的保護，全部跑了出來，在溶液的環境暴露於空氣中被氧化而失去生理活性。所以，「水果榨成果汁」就好像「粗糧被加工成精糧」，營養價值大大降低！

常見水果及果汁 GI 值		
GI	水果	胰島負擔
高 GI (GI 高於 75)	棗（乾）（103）	高
中等 GI (GI 在 55～75)	芒果（55）、葡萄（56）、桃（罐頭，含糖濃度高）（58）、木瓜（59）、葡萄乾（64）、香瓜（65）、鳳梨（66）、波羅蜜（68）、蔓越莓汁（68）、西瓜（72）	中
低 GI (GI 低於 55)	櫻桃（22）、李子（24）、柚子（25）、桃（28）、杏（乾）（31）、番茄汁（31）、蘋果（36）、梨（36）、桃（罐頭，含果汁）（38）、草莓（40）、蘋果汁（40）、柑橘（43）、鳳梨汁（46）、柚子汁（48）、香蕉（52）、奇異果（52）、桃（罐頭，含糖濃度低）（52）、柳橙汁（52）、荔枝（54）	低

注：資料來源，[1] 中國食物成分表 [M]，北京大學醫學出版社，2002。
[2]Foster-Powell K, Holt S H, Brand-Miller J C. International table of glycemic index and glycemic load values: 2002[J]. American Journal of Clinical Nutrition, 2002, 76(12):5-56.

無厘頭的科學家

最後，我們再回到文章開頭提到的那句英文諺語：「An apple a day keeps the doctor away」。實際上，科學家們還真做了這樣

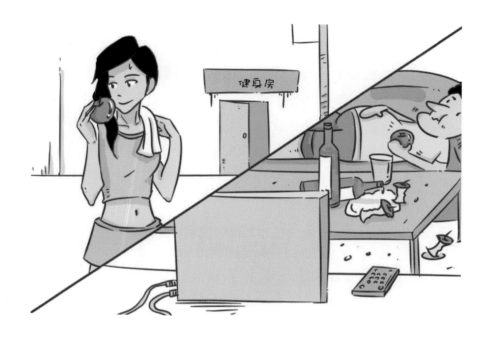

一項研究，他們的課題就是─每天吃一顆蘋果是否能真的讓你遠離醫生？事情雖然有點無厘頭，但三位美國科學家一本正經地找來了 8,728 名志願者，對其 24 小時全方位的飲食做了詳細記錄，大到一日三餐，小到偷偷吃的一顆蘋果，並嚴格記下了拜訪醫生的相關訊息。科學家以嚴格統計方法分析後發現，8,728 人中有 753 人能保證每天吃一顆蘋果。這部分志願者有一個顯著的特點，就是他們往往受教育程度更高，吸菸的比例也更低。初步的統計分析顯示，每天都吃蘋果的人群與不太吃蘋果的人相比，在一年之內未看病的比例確實更高（39.0% 比 33.9%）。

但科學家們怎麼也不相信，一顆蘋果有這麼大功效，數據的背後另有隱情。儘管我們從研究的出發點覺得確實有點無厘頭，

健康決定一切

但科學家們真就認真到底了。科學家們仔細調查了志願者們的年齡、性別、收入、種族、吸菸情況等因素，發現將社會經濟及健康相關的因素加入進行校正後，每天都吃蘋果的人與不太吃蘋果的人相比，並無太大改變，科學家們的話稱之為「無顯著性差異」。這下科學家們更有精神了，他們一本正經地趕緊宣布：每天吃一顆蘋果並不能真正讓醫生遠離我們。

其實研究雖然有點無厘頭，但此一研究暗藏玄機。**蘋果的背後，其實是健康的生活方式和健康的態度。**每天吃一顆蘋果的人，往往擁有更健康的生活方式，或者更關注健康，因此這裡的蘋果可能只是個象徵，它更代表了一種健康的生活方式和健康意識。有意思的是，即使將上述相關混雜因素納入統計模型之中，每天都吃蘋果的人一年內曾接受處方藥治療的比例，依然低於不太吃蘋果的人（但無顯著差異）。這個看似有些無厘頭的研究再次說明，吃水果即使不能讓醫生遠離，至少也是作為健康生活方式的重要組成部分，讓你儘可能地擺脫疾病的困擾。

健康決定一切

14:00
奮筆疾書,
記得起來動一動

已經到了下午 2 點鐘，此刻的我們可能正在電腦前面振筆疾書。我們度過了很多個這樣的下午，但今天不知道怎麼回事，突然隱隱覺得肩膀有些緊，就像是熬夜看足球、一夜沒睡的感覺。我們用手按了按僵硬的脖子和肩膀，反覆揉了揉，好像有點好轉。不少人可能以為是午睡落枕了，是個偶然現象；但事實也許是你的頸椎在提醒你了。

頭太大，脖子承受不住

　　時至今日，人類早已成為了地球食物鏈的頂端生物。這一切，都始於 600 萬～ 800 萬年前，四肢著地的「猿」奮力驚天一站，從此直立行走，進化成為了人。在現存兩百五十多種靈長類物種中，只有人類直立行走，直立行走解放了我們的雙手，開闊了我們的視野，是人類繼續演化的基礎，也被認為是人猿區分的標誌。

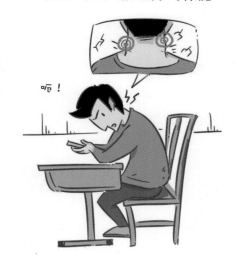

　　直立行走，使我們的身體發生了根本變化。**人類能站起來，都仰仗著支撐身體重量、維繫全身平衡的脊柱。**經過漫長的演化，人類的脊柱不但能夠支撐人體直立，還負擔著保護胸腹腔重要臟器、提供靈活的運動能力等一系列職責。我們的脊柱會自然形成 4 個生理

彎曲，就像是一條彎彎曲曲的鋼筋。2個生理彎曲在我們出生時就已經形成，包括胸椎後凸以及骶骨後凸，為胸腔及盆腔臟器提供了更大的空間。家有寶寶的人都知道，嬰兒剛出生的時候是不會抬頭的，大約到 3 個月大、嬰兒可以抬頭後，脊柱就會出現第 3 個生理彎曲—頸部前凸；等孩子能站起來、學會走路之後，脊柱的第 4 個生理彎曲—腰部前凸才最終成型。脊柱的生理彎曲能適應人類直立活動的需求。然而，直立的每一秒鐘，脊柱都在與地球重力對抗，隨著年齡不斷增大，這種對抗開始演變為過度的壓迫，尤其上連接顱骨、下連接第一胸椎的七塊頸椎骨。這七塊骨頭是脊柱椎骨中體積最小但靈活性最大、活動頻率最高、負重較大的部分，也是現代都市人問題多發的區域。

頸椎問題在辦公室工作族群中尤其多見，主要與低頭學習、工作或者玩手機遊戲有關係。頸椎病是一種常見病和多發病，不同地區患病率不等，約為 3.8%～ 17.6%。患者中男性多於女性，男女人數比約為 6 ： 1。近年來，頸椎病的患病率不斷上升，且發病年齡有年輕化的趨勢。

頸椎病有很多不同的類型，其中最為常見的是頸型頸椎病（占中國全部頸椎病總數的 60%～ 70%），是由於頸部的肌肉、韌帶或神經受到牽張或壓迫所致。想像一個長期被拉長、但得不到放鬆的橡皮筋，我們可憐的頸部肌肉可能因為我們保持同一個姿勢而變成這樣。頸型頸椎病有自然緩解的傾向，但會經常反覆發作；發作時會出現頸項強直、疼痛，甚至整個肩背部疼痛僵硬。頸椎病的發病原因主要是肌肉骨骼的慢性疲勞，就是原本伸縮自如的橡皮筋開始失去彈性。慢性勞損可引起椎間盤退變、肌力減弱、

韌帶鬆弛、骨質增生等，繼而引起一系列臨床症狀，如手麻。

　　隨著年齡的增長，**頸椎椎間盤發生退行性變化，其實幾乎是不可避免的**，儘管這聽起來讓人沮喪，但這並不意味著我們就毫無辦法。平時我們可以透過一系列方法放鬆並活動頸部，同時鍛鍊頸部肌肉，提高抵抗頸椎病的能力；此外，要避免長時間低頭工作，伏案時頸部肌肉十分緊張，如果長時間保持同一姿勢，會使頸部肌肉、韌帶長時間受到牽拉而疲勞，促使頸椎椎間盤發生退變。建議**至少每工作 1 小時左右就要起來活動一下頸部肌肉**，防止長時間持續伏案工作；當然，還要注意避免頸部受傷，特別值得一提的是，乘車外出應繫好安全帶，並避免在車上睡覺，以免緊急剎車時因頸部肌肉鬆弛而損傷頸椎。如果出現了頸肩臂痛時，在明確診斷並排除頸椎管狹窄後，可進行輕柔按摩，避免過重的旋轉手法，以免加重頸部肌肉韌帶的損傷。

　　最後，**在休息的時候也要注意將頸部放置在生理狀態下休息：**一般成年人頸部墊高約 10 公分較好，高枕使頸部處於彎曲狀態，其結果與低頭姿勢相同；側臥時，枕頭要加高至頭部不出現側屈的高度。

　　不少商家看準了這一點，紛紛推出自己的治療儀器，其中頸椎牽引器就是比較流行的一款。**但科學家指出，儘管有些商家說得火熱，但其實牽引器並沒有那麼神奇。**科學家們透過大量研究，在北美脊柱學會（North American Spine Society）發布的《頸椎病診斷與治療指南》（Evidence-Based Guideline Development Committee. Diagnosis and Treatment of Cervical Radiculopathy from Degenerative Disorders）中指出，使用牽引療法、物理治療

等手段治療頸椎病，會減少患者疼痛等症狀，但對於疾病的進展並沒有任何影響。由於現有研究數量和質量都不足夠，北美脊柱學會的指南中認為透過物理治療或鍛鍊的方法，並不能有效治療頸椎病，也就是說，透過這些手段來預防頸椎問題、緩解症狀是可以的，僅靠這些非醫療手段治療遠遠不夠。

不要讓「五十肩」來得太早

年輕的我們每天都在為夢想而努力忙碌，與父母團聚的時光總是短暫而珍貴。「常回家看看」更多是一種美好的期許。父母不願讓兒女們過度擔心，但我們依然會在不經意間捕捉到歲月的痕跡：「你老爸的肩膀最近不太有力」、「我總勸你媽少做點事，她這幾天手臂都抬不起來了……」如果你聽到了類似的話語，那麼很可能是五十肩在困擾他們。

14:00

我們知道，人體骨骼之間是由光滑柔韌的結締組織連接起來的，該部位被稱為關節囊，保證我們可以自由靈活做出各種動作。而連接肩胛骨和肱骨的肩關節囊相對鬆而薄，隨著身體老化，很容易出現炎症或纖維化病變，這就是所謂的五十肩。研究顯示，五十肩在人群中的患病率為2%～5%，且多發於40～65歲年齡，女性高於男性（60：40）。隨著久坐生活方式日益普遍，五十肩的發病呈現年輕化的趨勢。根據症狀不同，五十肩的發病過程大致可分為四個階段：第一個階段被稱為黏連前期（preadhesive stage）或炎症期（inflammatory stage），主要表現為肩部疼痛感逐漸加劇，但活動尚不受限，該階段一般會持續10～12周；第二個階段被稱為漸凍期（freezing stage），主要表現為高度的疼

痛感，活動已逐漸受限，大幅度的抬臂或扭臂動作已無法完成，該階段大約會從發病第 10 周持續到第 36 周；第三個階段被稱為僵硬期（frozen stage），臨床表現為疼痛感開始緩解，但活動能力大幅受限，特別是肩外旋、內旋和外展活動度全面下降，這一症狀大致會從發病第 36 周持續至第 52 周；隨後病症進入緩解期（thawing stage），疼痛感逐漸消失，活動度逐漸恢復。因此五十肩具有自限性的特點，也就是病症在發生發展到一定程度後能自動停止，並逐漸恢復。一般未經治療患者的整個病程為 12 ～ 42 個月，平均為 30 個月。但是即使病情得到了最大程度的恢復，仍有約六成的患者不能完全恢復正常，患病肩部的活動度明顯低於對側正常肩關節。

因此儘管在多數情況下，肩周炎是可以不治而癒的，但為了減少長期的病痛折磨，避免活動力減退，採取適當的治療手段是十分必要的。目前對於肩周炎的治療大致分為保守治療和手術治療兩大類。其中保守治療包括藥物治療和物理治療。常見的藥物有非類固醇消炎止痛藥以及可體松等激素類藥劑，然而這些藥物一方面療效有限，大多僅適用於病痛早期，同時可能會產生副作用，對身體造成不必要的損傷。相比之下，康復性練習和拉伸按摩等物理性治療手段更加安全有效，尤其對處於病程第二和第三階段的患者更為適用。這裡特別指出，按摩是一個專業性很強的操作，手法不當可能會引發骨折、關節脫位、肩袖損傷、臂叢神經損傷、關節周圍軟組織損傷等嚴重後果，因此應到專業的醫療機構就診，不要隨意自行按摩。對於重症患者更需要及時就醫，必要時可接受關節鏡微創手術治療。

健
康
決
定
一
切

對於上班族來說，長久伏案工作也是誘發肩周炎的重要因素。最好的預防方法就是養成良好的坐姿，並且有意識地定時起身做些小運動。美國整形外科醫師協會（American Academy of Orthopaedic Surgeons）針對久坐人群給出了一套可有效預防肩周炎的運動方案，如下文所述。

　　①轉體訓練：在門邊站立，手指握住門框，小臂呈水平狀態。轉體90°並保持該狀態30秒。放鬆，換另一側並反覆數次。

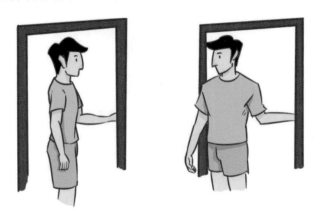

14:00

　　②上臂前舉訓練：雙腿伸直仰臥於墊子上。左手托住右肘將右臂舉過頭頂，直至感到輕微拉伸感，保持15秒。緩慢放下手臂。放鬆，換另一側並反覆數次。

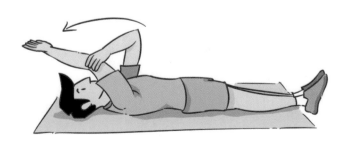

③雙臂交叉拉伸訓練：上體直立，左手扶住右肘，在不引起疼痛的前提下，儘可能地向胸前拉伸，保持 30 秒。放鬆，換另一側並反覆數次。

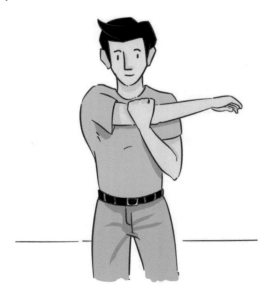

所以說，對於肩負工作和生活重任的我們，在緊張忙碌之餘，要多給自己的肩膀一些關愛，讓我們更有力量去迎接一個又一個挑戰。同時，也多留些時間陪伴父母雙親，為他們帶去健康與歡樂。

別忘了你的腰

我們有時候可能像加菲貓一樣看不到我們的腰，但是我們一定都有腰椎。腰椎作為連接人體上下半身、承載著軀幹大部分重量的樞紐，由 5 塊腰椎骨組成。在長期受迫之下，椎體間作為緩衝墊的椎間盤就可能因受力不均而產生退化、損傷，進而疼痛。如果椎間盤的纖維軟骨環斷裂，就會使其中堅硬的髓核突出，形

健康決定一切

成椎間盤膨出或突出，壓迫椎骨旁側的脊髓神經而產生腰骶部、臀部和下肢的疼痛，這就是我們常說的椎間盤突出。具體一點的說，兩塊奧利奧餅乾中間的奶油夾心被擠了出來。

腰痛是非常常見的健康問題，《歐洲腰背痛指南》（European Gyide lines for the Management of Chronic Non-specific Low Back Pain）中的數據顯示，腰背痛的終生患病率高達 84％。那麼腰痛之後該怎麼辦呢？有人去做按摩，有人去貼膏藥，還有人咬牙硬抗。科學家們習慣用數據說話，但面對腰痛，不同國家的科學家有不同的偏好。

英國的科學家對肌肉放鬆式的健身方法感興趣。南安普敦大學的利特爾（Little）教授帶著科學家們開展了一項試驗，他們招募了 579 位慢性腰背痛患者，將其分為 7 組（1 個對照組與 6 個實驗組）：其中對照組 144 人，按常規接受治療；試驗組 1 和試驗組 2 都有 73 人，分別接受 6 次和 24 次亞歷山大健身技巧（Alexander Technique，以放鬆全身肌肉為核心指導思想的一種健身指導）培訓；試驗組 3 有 72 人，被全科醫師開具了運動處方；試驗組 4 也有 72 人，除了運動處方之外還要接受按摩；試驗組 5 和試驗組 6 各 71 人，分別接受運動處方加 6 次和 24 次亞歷山大健身技巧培訓。研究結果發現，在接受治療 3 個月後，所有的試驗組與對照組相比在疼痛出現頻率和 RMDQ 評分［羅蘭 - 莫里斯腰痛失能問卷（Roland Morris Disability Questionnaire）評分］都有明顯的改善。隨訪一年後，改善的效果在接受 6 次、24 次亞歷山大健身技巧培訓組（試驗組 1、2）以及運動處方組（試驗組 3）仍然存在。研究中歸納認為：從長期效果來看，亞歷山大健身技

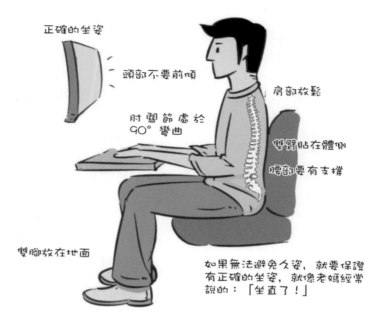

正確的坐姿

頭部不要前傾

肘關節處於 90° 彎曲

肩部放鬆

雙臂貼在體側

腰部要有支撐

雙腳放在地面

如果無法避免久姿，就要保證有正確的坐姿，就像老媽經常說的：「坐直了！」

巧培訓以及為患者開具運動處方都是比較可靠的。此外，有一篇歸納了 20 多項研究結果的系統綜述的結論是：和保守治療或完全放棄治療相比，透過運動改善腰背痛的症狀是「稍微見效（slightly effective）」，也就是聊勝於無吧！

美國的科學家大都更喜歡瑜伽，並指出瑜伽對緩解腰背疼痛有一定作用。西雅圖醫療合作集團和華盛頓大學的謝爾曼（Sherman）教授，聯合開展一項研究專門比較瑜伽與普通的運動對腰背痛的療效孰強孰弱，科學家們共招募了 101 位志願者（年齡範圍 20 ～ 64 歲），共分為 3 個觀察組：瑜伽組有 36 人，每週接受維尼瑜伽（vini yoga）訓練 75 分鐘，共持續 12 週，所有動作都是從維尼瑜伽的 17 個核心動作中挑選出來的，並專門為此

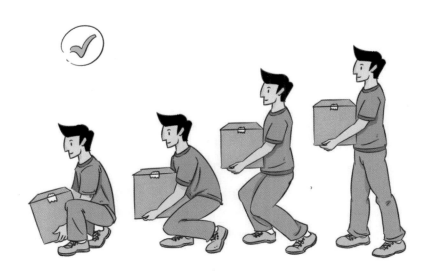

研究進行了調整或改進；運動組有 35 人，同樣每週都要接受訓練 75 分鐘，共持續 12 週，每次訓練內容包括動作講解、熱身訓練、7 項有氧運動、10 項力量訓練；對照組有 30 人，每人拿到了一本介紹腰背痛的小冊子，內容包括生活方式調整、運動指南等。研究結果發現，在經過 12 週後，瑜伽組腰背功能評分高於其他兩組，但腰痛等症狀在各組之間都沒有差異；26 週後再次調查發現，瑜伽組腰背功能評分仍然高於對照組，且腰痛等症狀也優於對

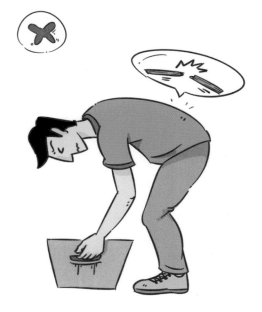

照組。由此來看，練練瑜伽不僅能保持身材，對腰背痛也是大有好處的。

　　以上結果告訴我們，**對付腰背痛和頸椎病最好的方法就是重視預防**。在平時注意保護我們的脊柱，注意堅持鍛鍊，提升肌肉力量，同時保持正確的坐姿（儘量避免蹺二郎腿這類會引起脊柱向一側彎曲、繼而導致椎間盤受力不均的姿勢）、走路時，搬運重物時或劇烈運動時也要注意保護自己的腰避免受傷。別忘了，如果沒有健康的脊柱，我們怎麼能挺直腰桿、挺起胸膛呢？

15:00
憤怒不可怕

下午 3 點鐘，我們可能正在經歷一場重要的會議。會議上的氣氛緊張而嚴肅，大家你來我往地討論工作中遇到的問題。工作的快節奏免不了跌跌撞撞，不過有時候事情一起朝你撲來，會讓人覺得壓力「山大」。可能是辦公會議上領導善意的批評，也可能是同事之間溝通不到位，我們難免在工作中情緒發生波動，甚至可能有一時衝動想發脾氣的感覺。

其實沒有那麼糟

從科學家的角度來看，憤怒是人類正常的情緒之一，而且大部分情況下的憤怒是健康而且正常的。從輕微的不適到強烈的暴怒，都算是憤怒情緒的範疇。憤怒是我們對威脅的一種自然反應；它激發了強大的好鬥情感和行為，當我們受到攻擊的時候，憤怒有助於我們自我保護，並進行反擊，這是人作為動物非常本能的反應。當我們的核心利益受損，我們會武裝自己以試圖發動進攻。既然是正常的情緒反應，我們在面對本能表達憤怒的情況，其實理應積極響應，把情緒釋放出來。

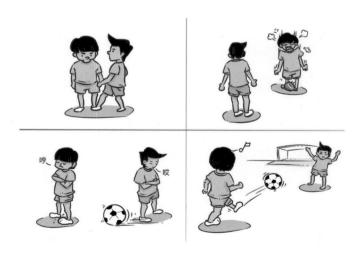

健康決定一切

但不幸的是，在職場我們顯然沒辦法對大部分讓我們不快的人或事進行攻擊，因為我們是「文明」人。辦公室的長期工作狀態，讓大部分上班族適應了壓抑憤怒的情緒狀態。過度壓抑且得不到一個有效的釋放，就會帶來一系列的問題。例如有些人可能會因為長時間壓抑憤怒，進而性格發生變化，形成攻擊性的性格，或情緒敏感、心灰意懶、玩世不恭等。

發洩解決不了問題

其實有一個說法非常流行，別人讓你憤怒了，你把它傳遞下去，至少自己的健康不會受到傷害。甚至有一些管理者是透過這種方式傳遞工作壓力。在傳遞的過程中，人們往往認為你的憤怒隨著發洩給別人，已經完全傳了出去，即所謂的發洩。發洩完之後，我們是感到舒服了一些。

在一段時間內，**科學家們其實也贊同憤怒了就要發洩**。如「非著名心理學藝術家」佛洛伊德就認為，人的身體存在著一種本源的能量，並在 1894 年開始運用一個「利比多（libido）」的學術名詞。利比多也叫原欲，這裡泛指身體器官一切的快感，並不狹義上指性。佛洛伊德認為，利比多是一種原動力，人的心理情緒都與之有關。這個利比多可以在我們的身體中積蓄，過度積蓄身體會承受不住，就像氣球吹太大，總會有爆炸的時候。因此，他主張應該將不良情緒發洩出去。美國 20 世紀 90 年代，憤怒發洩一說深入人心，大部分講述情緒的書籍都建議將你的憤怒發洩向無生命的物體，如枕頭。

但在輿論一面倒的時候，也有科學家站出來，決定用實驗數

據來對發洩說「不」。美國愛荷華州心理學家布拉德·布希曼（Brad Bushman）教授和他的科學家團隊做了一個有趣的實驗。他們找來了 180 名學生志願者，並隨機將他們分成 ABC 三組。他用科學家身份一本正經地告訴 A 組志願者，發洩是有用的；但是，他告訴 B 組志願者發洩沒用；C 組得到的訊息是，研究結論對發洩持中立態度。

然後布希曼教授讓參與的志願者寫一篇關於當前社會熱點的文章；他完全沒有讀任何志願者的文章的情況下，在其中一半志願者的文章上批上了「This is one of the worst essays I have ever read!」（這是我看過最差的文章），而告訴另一半志願者，他們的文章寫得特別好。

在休息了兩分鐘後，布什曼教授讓學生們選擇一個活動，選項是玩遊戲、看喜劇、讀小故事，或打一個沙包。事實證明，那些在實驗前被灌輸發洩有用的志願者中，在實驗中被激怒時（文章被批註「This is one of the worst essays I have ever read!」），往往更容易選擇沙袋作為選擇的活動，而沒有受到暗示的人往往選擇非攻擊性的活動，如看一部喜劇。

事情還沒完，好戲才剛剛登場。科學家告訴得到「負評」的志願者，說他們有一個機會和寫「負評」的人比賽，贏了可以懲罰對方。遊戲非常簡單，螢幕上出現一個小方塊，誰按得快算誰贏。懲罰方式是對方的耳機中將傳來噪音，贏家可以從 0 ～ 10 中選擇一個數字作為音量大小（10 代表 105 分貝）。

這可是難得的報復機會，越生氣的人越不會放棄報復對方。這次所不同的是，在比賽之前，科學家將「負評」組的 60 個學生

健康決定一切

分成了兩組；一組在比賽之前安靜坐了 2 分鐘；一組在比賽之前打了 2 分鐘沙包。

實驗結果顯示，打沙袋的學生顯然在後面的比賽中更容易憤怒，因為他們選擇的音量平均數值是 8.5，遠遠高於靜坐的 2.5。這表示**憤怒後的發洩，可能誘發其後更為激烈的攻擊性行為。**

因而布希曼教授得出結論，解決憤怒最好的辦法不是發洩，而是安靜並轉移注意力，一些攻擊性的發洩方式可能誘發這個人更激烈的攻擊行為。但從個人健康角度，筆者要提醒的是，**人受到攻擊後，擁有憤怒情緒屬於正常，短期內確實可以透過轉移注意力等手段消除，但大部分人其實並沒有忘記，很容易耿耿於懷，長期壓抑自己可能導致疾病。因此良性的宣洩是好的手段，而帶有攻擊性的發洩不可取，可能導致事態進一步嚴重。**

事實上，我們提倡的也是良性宣洩。宣洩不等同於發洩，最大的區別在於宣洩並不「自毀」或「毀人」。例如當我們因為人和事不痛快的時候，如果開始暴飲暴食（自毀）或透過攻擊別人的方式進行排解，就稱之為發洩。當然這裡有個模糊地帶，有些

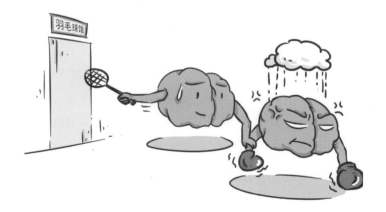

心理學家認為可透過一些攻擊性的方式發洩到無生命的物體上，也避開了「自毀」和「毀人」的範疇。但其實這裡筆者要說的是，正如上面實驗所證實，攻擊性的宣洩方式可能導致個人更強烈的攻擊性。運動，就是良性的宣洩方式之一。當你憤怒的時候，不妨約一場棋逢對手的羽毛球，讓身體在劇烈運動中，大腦自然產生情緒調節激素「腦內啡」帶給你天然的快樂吧！

小心憤怒「走心」

憤怒屬於一種比較激動的情緒，同時可能引起我們身體的變化，如血壓上升。而我們很多人的血管內或多或少存在粥樣硬化斑塊，斑塊本身有點像皮薄餡多的餃子，表面是一層包膜，薄薄的包膜內含有脂質、凝集的血小板等，容易破裂。**情緒波動時，激動的血壓可能對我們的健康造成影響。**人在情緒激動時血壓會突然升高，血流加速衝擊斑塊，可能引起包膜破裂。包膜內的脂質會隨血流遊走進入微血管，瞬間形成的血栓碎塊就可能完全堵塞住血管。血栓堵住了冠狀動脈就會引發心肌梗塞，堵住腦血管就會引發缺血性中風。而情緒激動時也可能由於血壓上升，衝破腦部血管脆弱的地方（這些腦部血管脆弱可能是由於高血脂、糖尿病或血管提前老化等長期病理狀態形成的），可能引發腦出血。

心肌梗塞、中風或腦出血都屬於心血管疾病（根據 WHO 的分類，心血管疾病（Cardiovascular Diseases, CVDs），共包括冠狀動脈疾病、腦血管疾病、週邊血管疾病、風濕性心臟病、先天性心臟病、深部靜脈栓塞與肺動脈栓塞 6 大類）。**長期的監測發現，心血管疾病是當今全球的首要死因，全球每三個人當中，就有一個人死於心血管疾病。**以 2012 年為例，全球共有 1,750 萬人死

健康決定一切

於心血管疾病，佔全球總死亡數的 31%，其中死於冠狀動脈疾病和中風的人數分別為 740 萬人和 670 萬人。近年來，心血管疾病的發生有明顯年輕化趨勢，在 70 歲以下的死亡人數中，心血管病的比例提升到了 37%，且高階上班族突發腦心血管疾病的新聞並不少見。

但是，科學家要說一句話。**上述發病的過程其實有先決條件，除了一些先天問題之外，並不是一個正常人一激動就會發生一個血栓堵塞血管，這是由於長期不健康生活方式，或者是長期疾病下累積的必然結果。**世界衛生組織的科學家們指出，大多數心血管疾病都可以通透過控制生活方式中的危險因素得以預防，這些生活方式危險因素包括：吸菸、不健康飲食、肥胖、缺乏身體活動以及酗酒等。

科學家們透過數據發現，良好的生活方式可以幫你躲過潛在的危險。瑞典 Karolinska 研究所的 Larsson 等科學家，對 11,450 位男性進行近 10 年的隨訪，發現隨著每個人的健康生活方式數量上升，發生中風的危險性便隨之下降。能夠同時堅持健康飲食（包括每天吃大量蔬菜水果，少吃醃製肉類）、不吸菸、每週運動 2.5 個小時同時注意保持身材（BMI 在 18.5 ～ 25 之間，BMI，即身體質量指數，等於體重（千克）除以身高（公尺）的平方）這幾項健康生活方式的男士，發生中風的風險僅僅是只擁有 1 項、或完全沒有健康生活方式男士的 28%。

不少科學家也已經透過嚴謹的實驗證實，運動對於提高和保持心血管健康有顯著作用。科學家的一項研究結果顯示，對已經患上腦心血管疾病的患者實施運動康復計畫，其發生心血管事件

致死的風險可降低 20% ～ 25%。運動對於改善心血管疾病的益處主要歸納為以下幾項：增加心肌供氧量而提高心臟工作效率、降低血液膽固醇含量、增加血管彈性、減少如超重等其他心臟病的危險因素、改善情緒等。

　　我們建議心血管疾病患者運動時以改善心肺功能的有氧運動為主，結合一些伸展運動和抗阻力運動（加負重）。大多健康的成年人可以在沒有專業指導的情況下進行運動，但是具有心臟病史、已經出現心臟病症狀、或具有心血管病危險因素（高血壓、糖尿病、吸菸等）的人，在開始劇烈運動之前需要諮詢專業人士，並在指導下制定個人化的運動處方，依此開展運動。如果以防治心血管疾病為目的，一般健康成年人可以每週堅持 4 ～ 6 次中等強度的運動，每次運動至少 30 ～ 60 分鐘。有氧訓練（簡單來說，有氧運動是指任何富韻律性的運動，其運動時間較長，約 15 分鐘或以上，運動強度在中等或中上的程度）需要達到一定的強度和堅持一段時間後，才能達到降低心血管疾病發病危險因素的效果，心血管疾病患者以康復為目的的運動也需要長期的堅持。無論有氧運動還是抗阻力運動，

科學判斷運動強度	
強度	心率
非常輕	＜最大心率 ×35%
輕	最大心率 ×35% ～最大心率 ×54%
中等	最大心率 ×55% ～最大心率 ×69%
強	最大心率 ×70% ～最大心率 ×89%
非常強	＞最大心率 ×90%
最強	最大心率 ×100%

注：最大心率是體育界用於估算某年齡段人群平均所能達到極限心率的經驗指標，其計算方法為：最大心率 =220 －年齡。

健康決定一切

都是訓練時間越長，頻率越高，效果越明顯，如果中斷運動，則之前運動所收到的康復效果則會逐漸消失。此外，適用於心血管患者的任何運動計畫，起始運動強度一定要低，然後再逐漸加大，延長運動時間，讓身體逐漸適應，避免一下子運動量過大或過猛。

需要強調的是，雖然運動對心血管疾病患者有很多好處，但是心臟病患者參與運動鍛鍊具有一定風險，並不是所有心血管疾病患者都適合參與運動。在心血管患者運動時，可能發生的併發症包括急性心肌梗塞、心臟驟停和猝死。建議在三個月內有過急性發病史者，或者治療後雖症狀減輕、但病情依然不穩定的患者，避免參加運動鍛鍊。如果希望透過運動改善身體狀況，一定要向醫生進行諮詢，得到允許並針對自身情況制訂詳細的運動計畫後，再開始鍛鍊。

有些人更希望再找些食物，以應對心血管疾病。**除去藥物之外，我們在這裡介紹一個科學證據比較充分的多元不飽和脂肪酸。**有一種多元不飽和脂肪酸中第一個不飽和鍵出現在碳鏈甲基端的第三位，稱之為 n-3 脂肪酸，也叫 ω-3 多元不飽和脂肪酸。

15:00

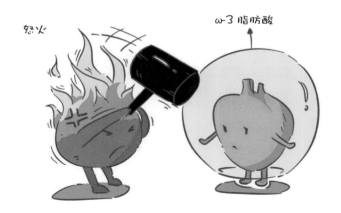

n-3 脂肪酸包含兩類耳熟能詳的英文縮寫，DHA 和 EPA。DHA 和 EPA 在降低冠狀動脈疾病風險和預防失智症方面的功效已經得到了大量動物和人體的實驗證實。常見富含 n-3 脂肪酸的食物有亞麻籽油、核桃以及深海裡的魚類（也常被稱作深海魚油）。這裡需要強調的是，n-3 脂肪酸其實非常容易被氧化破壞，因此要透過食用油來補充 n-3 脂肪酸時，最好使用富含 n-3 脂肪酸的油涼拌食物，而不是高溫煎炸，以最大程度保留其

富含 n-3 脂肪酸的魚類	
食物名稱	n-3 脂肪酸含量 （克，以每份 85 克 g 計）
沙丁魚	1.3 ～ 2
馬鮫魚（土魠魚）	1.1 ～ 1.7
鮭魚	1.1 ～ 1.9
比目魚	0.60 ～ 1.12
金槍魚	0.21 ～ 1.1
劍旗魚	0.97
鱈魚	0.15 ～ 0.24
龍脷（龍利魚）	0.48
石斑魚	0.23

資料來源：Fish, Levels of Mercury and Omega-3 Fatty Acids. American Heart Association. Retrieved October 6, 2010. Kris-Etherton P M; Harris W S; Appel L J (2002). "Fish Consumption, Fish Oil, Omega-3 Fatty Acids, and Cardiovascular Disease". Circulation 106 (21):2747–2757.

有效成分。如果嫌麻煩，也可以直接買深海魚油的保健品來作為飲食的額外補充。

最後回到憤怒。**其實憤怒帶來的情緒波動只是一個誘因，各種慢性病長期累積的風險才是重要的病根。**但是我們在面對情緒極度波動時，也並不是所有人都有資格暴跳如雷。科學家們建議，如果有心臟病史、或已經長期同時有糖尿病、高血壓、吸菸、肥胖、高膽固醇、生活方式不良、缺少運動等危險因素的人，生氣還需三思而後行。

健康決定一切

一瞬間「怒不可遏」

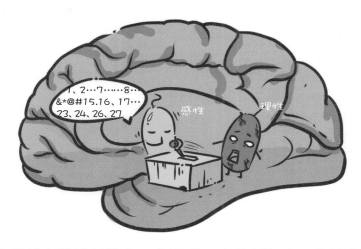

　　我們都有過這種體會，在遇到一定的刺激時，我們會突然把憤怒暴發出來，往往會造成一定的破壞。**我們的情緒如果像長期被壓抑的彈簧，突然失控暴發出來，就是一種典型的暴怒情緒。如果我們發現自己已經暴怒，應對暴發式的憤怒最好的辦法，就是等待憤怒自行消失。**研究表明，暴怒持續時間不超過 12 秒，暴發時雖然可怕，但過後風平浪靜。

　　在一些情況下，憤怒是有效解決矛盾的手段。**但顯然大部分情況並不適合我們暴跳如雷，聰明的我們不應該在憤怒暴發的時間內做決策、表態，更不適合做出過激的舉動。**有一個方法，在心中默數一下，之後再做決策，過幾秒後事情看起來就沒那麼糟糕。特別強調一下，在這裡默數的幾個數字，並不是簡單的 1、2、3……而是應該在數數的同時，加入一點運算（例如默數 1、2、3、5、8、13，第三個數是前兩個數字相加），這樣有助於大腦盡快恢復理性，同時轉移注意力，趕快平復憤怒。同時，嘗試深呼吸

的同時，想像愉悅的風景或場景，可以快速緩解暴怒的狀態。

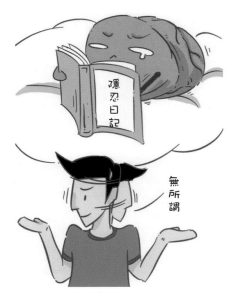

「我忍！」

我們在辦公室遇到更多的情況，往往我們被激怒了，但是沒有發作，隱忍下來。隱忍型的人往往具有較好的家庭教育、個人修養、環境影響、或者你根本打不過他，你已經怒火中燒，卻不斷向外界傳達「我很好，一切都很好，我沒事」的態度，不斷對真實情緒進行不漏痕跡的掩飾。

隱忍的憤怒從表面上來看顯得平穩得多，其實對人對己都並非有利。一方面，由於你隱忍了這種不快，它便會透過其他途徑釋放，其表現形式往往是自毀式的發洩方式。例如：暴飲暴食、過度消費、過度縱慾等。另一方面，如果你的憤怒是正常應該表達出來的，這代表著事情確實做錯了。如果選擇隱忍下來，你是在給別人的壞行為開綠燈，並且阻止別人修正的機會。你不給別人修正的機會，反過來講他下次可能還會這樣做事，還會同樣對你！

隱忍型的憤怒顯然殺傷力更大，一味忍並不是好辦法。解決辦法有以下幾種：

（1）挑戰自己的慣性思維和做法。靜下心來反思，「老闆對我做的現有業務存在一定誤解，把話講出來，對老闆是好事嗎？對公

健康決定一切

138

司是好事嗎？對我是好事嗎？」顯然，如果進行一定的反思，答案是清晰可見的，大部分時候，隱忍只是躲避了一時的問題，而並沒有解決實際問題，反而讓自己越陷越深。

（2）跳出自己的立場，將自己置身事外去思考。想像自己的一位朋友，他的下屬長期不能按照規定時間完成交代的任務（這就是實際發生在我們身上的事情），或者另一個部門的同事每次都是在做完一件事之後才來「徵求」他的意見。列一張清單，寫下他可能採取的行為，讓事情朝著良好的方向進行。最後問問自己，為什麼清單上的內容他能做到，自己卻做不到呢？站在自己的立場上，人們往往認為自己遭遇不公平的待遇；但跳出來看，是不是可能由於自己不積極解決問題，一味躲避導致越陷越深。

（3）進行「健康」的對質。如果有人誤會你，並責備你，你可以選擇一種積極的、有建設意義的語言進行反饋，解釋清楚，並傳遞立場、原則等重要訊息。第一次對方可能會對你的語言感到吃驚，甚至有些不快。但實踐證明，大部分人會原諒和習慣你的方式，並認為這就是你的一部分，需要改變的是他們自己。「健康」的對質顯然有利於長期平等積極的人際關係的建立，更有利於工作的發展。

憤怒的「變種」

我們有時候會透過挖苦的方式來表明我們的態度。「哦！你遲到得真好，我可以花一個小時來研究我們的方案。」看似我們找到了一條拐彎抹角的方式，既表達了自己的不快，臉上還帶著笑容。至於他呢，難道現在的人連玩笑也開不了了嗎？

在過去的生活經驗中，我們可能認為直接表達「我不高興」是不對的，或者說是「不安全」的。所以，我們選擇了一條非直接的路線，這在中國傳統文化中甚至是重要的組成部分。如果對方生氣了，我們也會認為這是對方的錯，而不是自己的錯。畢竟，開不起玩笑的是他。

嘲諷型的憤怒大多時候會造成更多誤解，儘管有人堅持認為嘲諷本身是一種幽默。但我們反過來想，如果有人每天對我們冷嘲熱諷表達幽默，釋放他的憤怒，我們是否開心呢？就像你一腔熱血地去表達你的觀點，對方突然從牙縫中擠出「呵呵」兩個字，你會否感到一種莫名的不爽；如果一個管理者習慣經常使用嘲諷來傳達自己的意圖時，往往下屬不高興的同時，還不能很快清晰明白老闆的意思，事也辦不成。

顯然，嘲諷式的憤怒是一種畸形的情緒表達，我們可以通過一定的方式方法進行改變。

（1）有話直說。嘲諷是一種被動攻擊性的溝通方式，這更容易傷人，尤其傷害最親近的人。找到合適的詞語，正面、直接表達內心的真實想法，有時候更有效率。當然，這確實需要一定的技巧。

（2）話的內容要清晰，指令明確。對合作方、下屬或老闆來講，簡單而溫柔地提醒：「我

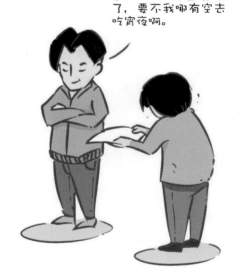

們把這樣的產品投放市場是有很大風險的，解決方法是……」能清楚傳達的訊息遠比所謂的幽默「別擔心，就這麼做，大不了我們白花 500 萬嘛！」好上幾倍。

（3）練習表達憤怒。憤怒的意義在於推動錯誤的改進，而不是傷人傷己。因此，在發現憤怒不可避免時，嘗試練習一下，怎樣憤怒是個好主意。

跟自己發脾氣

「設計稿沒出來主要是我和設計人員沒說清楚，他不做事是我和主管沒把資源協調好，因為我就是這麼糟糕。」我們有時喜歡把所有過錯都攬在自己身上。其實自責也是一種憤怒，自己對自己憤怒。

我們為什麼這麼容易自責：也許我們自尊曾經遭受過重創，我們這麼沒自信以至於發現：對自己生氣遠比對別人生氣容易得多。我們把過錯攬在自己身上，將憤怒藏在心底，並且以自我失望和不滿來解釋這一切，「我就是這麼差」。久而久之會帶來健康問題，例如憂鬱症，自閉症等。

我們應該有責任心，但顯然我們沒必要為所有的事情負責。如果我們發現自己有這種自責式的憤怒時，我們可以考慮做點什麼。

（1）質問自己。每當要怪罪自己的時候，要更強硬地質問自己：「是誰告訴我這件事要由我負責？」然後再問自己：「理由有說服力嗎？」正確認識錯誤的責任所在，不能不分青紅皂白挺身而出，將無關自己的責任放在自己身上。

141

（2）提高自信。仔細想想自己的所有優點，並用一張清單列舉下來。找回自信是避免過度自責的關鍵。沒有自信大部分是害怕承擔後果，而大部分人是為了害怕而害怕，而不去想真正的後果是什麼。多問自己：「最差又能怎樣？」找到了「底」，也就慢慢找回自信了。

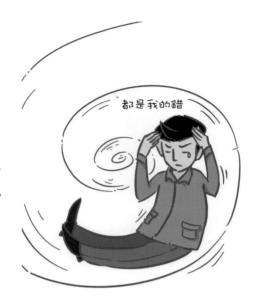

氣生得莫名其妙

「你怎麼非要借我的剪刀，你自己不能領一個嗎？」這並不是針對這種事情該有的正常反應，看起來更像借題發揮。而憤怒的我們往往難以意識，並將這種情緒帶入我們生活的常態。

我們為什麼會轉移憤怒？這顯然並不是一把剪刀的問題。**如果這樣雞毛蒜皮的小事經常不經意地流露出來，那麼在這些憤怒的背後一定有一些心底的死結，那是我們不敢正視、不曾留意或不願想起的怨恨、遺憾和挫敗。**也許喜歡的女孩並不喜歡我們，但我們不願意承認；也許嫉妒同事升了職，而我們並不服氣；也許是手頭的工作明明做了，卻起不到效果。但如果我們長此以往，莫名敏感，一觸即發，我們的領導、同事和朋友需要承擔很大心理壓力，甚至選擇遠離。

看看內心深處的小祕密。那些藏在內心深處的「死結」，往

往是我們心中的痛點，一觸碰就難以自持。死結的本質是，我們有預期，但卻無法得到，不敢正視，只能靠深埋壓抑但無法釋懷的東西。

這個時候，**我們不妨為自己設計一個儀式，正式與一些沒完成的心結告別，向實現不了的目標認輸。**例如，把曾經壯志滿滿但卻未做好的事情寫下來，在安全的地方燒掉，並告訴自己：「上次我認輸了，該放下了，下次做好就是了。」

憤怒與升職

憤怒會影響身體健康與精神健康，我們已經或多或少瞭解了。**但有一個題外話，科學家們的實驗證實，憤怒居然還會影響職場生涯的「健康」。**耶魯大學管理學院組織行為學家維多利亞·L·布萊斯科爾（Victoria L. Brescoll）和他的科學家團隊，做了一個有趣的實驗：他們邀請了一些有長時間工作經驗的人來充當面試官。面試官們將觀看一段影片，影片中有一位男性或女性的面試者向面試官講述一件令他們不爽的事情。錄像中的被面試者可能會告訴面試官，他們的心情是憤怒或悲傷的。觀看完錄影片，科學家要求面試官根據自己的職場經驗，對面試者的能力進行評

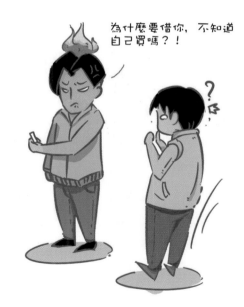

15:00

為什麼要借你，不知道自己買嗎？！

判，並「決定」給面試者職位和薪水。

實驗結果顯示，這個世界是「不公平」的，不同性別的憤怒可能帶來別人截然不同的評價。男性面試者在表達憤怒時，他們得到的職位和薪水都高於表達悲傷的男性面試者；而女性完全相反，表達憤怒的女性志願者被貼上了「缺乏自制力」的標籤，職位和薪水都比表達悲傷的女性志願者低。

研究者對此的解釋是，人們往往對某人能力評價時，都潛移默化地和性別掛鉤。例如男性往往被貼上「男兒有淚不輕彈」，男性表示悲傷往往會被人看不起，其能力也會被否定；女性通常被認為不是好鬥的，柔美的、憤怒的女性往往被人們認為格格不入。最後，以上實驗只適用於企業中低階層職員。作為高層管理者，男女過度強勢和過度示弱都不適合。

憤怒男與悲傷女會比憤怒女與悲傷男更易得到高薪要職

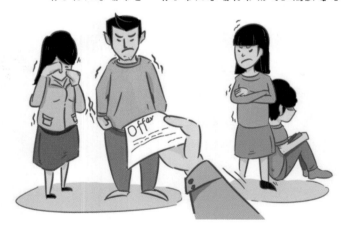

健康決定一切

15:30
又到了
茶歇時間

緊張的會議總算告一段落，是時候調整一下了。或許我們無法像《唐頓莊園》中的英國貴族一樣，悠閒地享用豐盛的下午茶，但即便是一些可以拿來共同分享的簡單零食，一杯溫熱的白開水，伴隨著自由愉悅的交談，也能讓身心得到充分的放鬆。同時在不經意間碰撞出靈感的火花，讓自己以更飽滿的狀態投入到隨後的工作中。

分享的快樂

　　如同從事科學研究一樣，很多絕妙點子或科學假說並不是研究人員悶在實驗室裡苦思出來的，有時在一些非正式的聊天漫談中，往往會迸發出天才的光輝。同樣的，利用工作間隙與身邊的主管及同事溝通交流，也是職場中一個很好的習慣。如果再有一些美味健康的零食與大家一起分享，則會讓交流變得更加輕鬆融

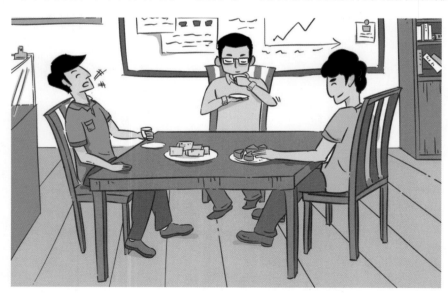

健康決定一切

洽。關於健康零食的選擇，前文已有介紹，這裡就不再贅述。但關於分享這個話題，倒是可以再展開一些。事實上，分享健康的美食，不只可以帶給身邊的人快樂，同時對於很多生活在我們體內的小夥伴們也是好處多多。

現代生物醫學發現，人體並不是一個孤立、統一的整體，在人體內生活著為數眾多、與我們在生物學上存在本質差別，且有緊密聯繫的小夥伴們，它們就是所謂的微生物群落。而其中同時引起科學界廣泛關注的就是腸道菌群了。根據科學測算，一個正常成人體內，腸道內的細菌總量約為 1 ～ 1.5 千克，包含的細菌數量則高達 1,014 個。相較之下，我們人體自身的細胞數量也只有 1,013 個。換句話說，居住在我們腸道內的小夥伴總數是人體細胞總數的 10 倍！難怪有人開玩笑說，其實人類不應該被稱之為人類，而應該叫做細菌。

當然，它們可不是在我們肚子裡白吃白住。關於腸道菌群的生理作用，我們從電視廣告中大致瞭解了一些，主要是與促進消化吸收有關。除此之外，**越來越多的研究發現，腸道菌群失衡很可能是造成肥胖、糖尿病等代謝性疾病的重要原因之一**。同時，腸道菌群的組成在很大程度上受飲食結構的影響，很多公認的健康食品正是腸道益生菌所喜歡的。

以能夠為人們帶來愉悅感受的黑巧克力為例，研究人員已透過對大量民眾干預結果的彙總分析發現，攝取黑巧克力或可可製品能夠有效降低血壓、擴張血管、改善血脂、提高胰島素敏感性，促進心血管系統健康。一項新的研究進一步指出，黑巧克力的健康作用很可能是透過腸道菌群的幫助而得以體現。來自路易斯安

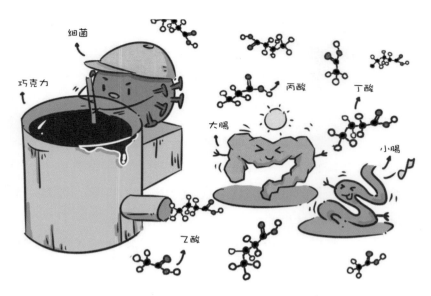

那州立大學的約翰·芬利（John Finley）博士，帶領他的研究團隊研究黑巧克力中的活性成分—多酚類物質在腸道菌群作用下的變化過程。為了跟蹤這一動態過程中的每一個細節，他們還特別設計了一套人體消化道的模擬裝置。首先，將純可可粉與胃腸道消化酶的溶液混合孵育，剩下的殘渣—主要是兒茶素、表兒茶素等多酚類物質，以及膳食纖維—則是人體內無法被消化的物質。而這恰巧是腸道益生菌的滿漢大餐。當研究人員將這些殘渣與來自志願者結腸內的微生物混合在一起，發現雙歧桿菌、乳酸菌等有益菌群大量增殖。同時隨著時間的推移，混合物的酸度在 6 小時至 12 小時之間逐漸提升。進一步分析表示，酸性物質主要是乙酸、丙酸和丁酸等短鏈脂肪酸，它們則能為人體所吸收利用，並在促進糖脂代謝、降低炎症反應、維護腸道健康等方面發揮重要作用。研究人員還同時比較了不同加工方式的可可粉發酵工程。結果顯示，經溫和處理得到的可可粉能夠產生最多的有益小分子化合物。

常見高膳食纖維食物	
食物名稱	膳食纖維含量（克，按每 100 克可食用部分計算）
辣椒（紅，尖，乾）	50.5
海苔	46.4
裙帶菜（乾）	40.6
燕麥麩	22.2
香菇片	20.8
山核桃（熟）	20.2
玉米	18.2
大豆	15.5
芝麻	15.4
麥胚	14.0
燕麥片	13.2
腰果（熟）	10.5
杏仁（熟）	10.3
豆腐皮	8.1
豆腐乾	6.8
小米（黃）	4.6
秋葵	4.4
空心菜	4.0
綠花椰菜	3.7
黃豆芽	3.6

資料來源：中國食物成分表 [M]，北京大學醫學出版社，2002。

說到這裡，你是不是已經迫不及待地想把健康美味的零食與周圍的朋友一起分享，同時也好好犒賞一下我們肚子裡可愛的小夥伴們。那就動起來吧！當然也別忘了「均衡適量，過猶不及」的道理。

喝茶與補水

在工作的空檔，除了可以吃一些健康小零食以外，及時補充水分更是不可少。我們都知道，水是一切生命所必需的物質。在我們人體內，水也是含量最多的成分，約占成人體重的 60% ～ 70%。此外，水在人體內還發揮著重要的生理功能，包括：（1）為細胞內的各類生化反應提供了場所；（2）作為營養物質運輸及代謝廢物排出的載體；（3）是精密的體溫調節系統的主要組成部分；（4）在組織和關節間發揮潤滑作用。研究表示，人若不吃飯只喝水，可以活 50 ～ 70 天，但如果斷了水，5 ～ 10 天即會危及生命。

15:30

既然我們離不開水，那麼身體自然會進化出一套預警機制。實際上，當身體缺水超過體重的 1% 以上時，我們就會感到口渴，同時體溫調節功能和體力都會受到影響；當缺水超過體重的 5% 時，則會出現精力難以集中，頭痛、疲倦、煩躁等症狀；當缺水超過體重的 10% 就會嚴重危及生命。當然上述都是一些相對比較嚴重的缺水信號，其實即使是在我們並不感到口渴的時候，身體也會給我們一些該喝水的指示。一個最直接的方法就是觀察小便的顏色。在全球享有盛譽的美國克利夫蘭診所（Cleveland Clinic）推出過一個「尿液比色卡」，指導人們根據尿液顏色來判斷缺水的程度。

　　關於人一天應該補充多少水分，《中國居民膳食指南》給了我們明確的答案。**一個健康成人每天需要水 2,500 毫升左右。其中，人們從日常的食物中可以獲得約 1,000 毫升的水分。**同時，三大營養素—蛋白質、脂肪和碳水化合物在體內的代謝過程中，也能夠產生約 300 毫升的水。因此，我們需要透過飲水的方式補充大約 1,200 毫升的水分（約 6 杯水）。指南已經載明了，但民眾又做得如何呢？2010 年夏季，中國疾病預防控制中心曾經在北京、上海、成都和廣州四城市展開居民飲水狀況調查，結果不太樂觀。其中 14.4% 的調查對象不知道飲水不足對身體健康有危害；28.4% 的調查對象不清楚每天該喝多少水；每天飲水量未達標的比例則高達 32.4%。整體受教育程度較高的大城市尚且如此，全中國的情況就更令人堪憂了。因此，喝水絕對不是小事，需要大家高度重視。

健康決定一切

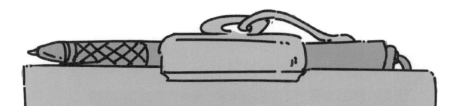

無色透明
你喝的水比較多，
可以少喝一點

淺麥桿色
你的身體擁有健康
的含水量

透明黃色
你的身體非常正常

深黃色
你的身體很健康，
但可以多喝點水了

褐黃色
你的身體已經開始缺水，
補充水分吧

	糖漿色	你可能肝臟有些問題，也可能正在嚴重脫水。去看看醫生吧
	粉紅色	如果你沒有吃過甜菜、藍莓或著大黃，那你可能正在尿血。有可能你已經罹患腎病、腫瘤、尿道感染、前列腺感染或其他類似疾病。建議趕快就醫
	橙色	你應該多喝點水了，也有可能是肝臟出了問題。不過不排除食物色素的干擾。不放心可以聯繫醫生
	藍色或綠色	你的尿液顏色非常罕見，有可能由一些不常見的遺傳病所致，也可能是細菌感染了尿道，也有可能是藥物或食物色素的干擾
	紫色	恭喜你，你是世界上第一個尿出紫色尿液的人，請聯繫本書作者，我們要好好研究
	尿液中有泡沫	如果僅僅是偶爾出現，不用擔心。如果尿液總出現泡沫，有可能攝取蛋白過多或腎臟出了問題。如果不是大魚大肉吃太多，就趕緊去醫院看看吧

外界因素：你攝取的一些東西有可能改變你尿液的顏色。例如瀉藥、化療藥物以及一些醫用色素。用以上顏色進行判斷前需仔細回想是否服用過類似產品，避免產生恐慌。

15:30

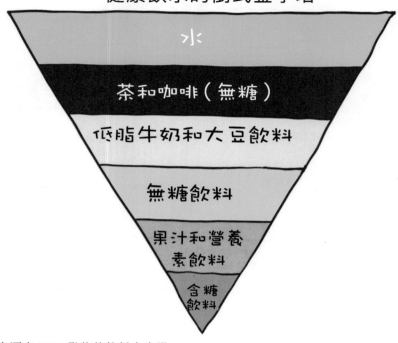

健康飲水的倒式金字塔

水

茶和咖啡（無糖）

低脂牛奶和大豆飲料

無糖飲料

果汁和營養素飲料

含糖飲料

信息源自 ICCR 發佈的飲料金字塔

　　喝什麼樣的水才健康？營養學家的答案很簡單，最簡單的才是最美，如果不是劇烈運動，那就是最普通的白開水。國際心臟代謝風險協會（International Chair on Cardiometabolic Risk, ICCR）發佈過一份「飲料金字塔」，根據與人體健康的關係，將各類飲料劃分成 6 個等級。處在倒金字塔最頂端，即作為最佳選擇的正是白開水，它是最廉價也是最健康的飲品。當然，很多地區的自來水味道不佳，礦泉水又太過無味，所以淡茶及不加糖的咖啡也是不錯的選擇。關於它們的健康益處在本書的其他章節有詳細的闡述。但是，很多人到了下午不太敢喝咖啡，怕影響晚上睡眠。這樣的人，可以尋找茶性柔和、沒有咖啡因的淡茶。而在口味上

占據絕對優勢的含糖飲料，由於可能會引發齲齒、肥胖及第 2 型糖尿病等健康問題，則應當儘量少喝。因此，不想喝水，可以喝杯茶。補水之餘，泡茶的過程，也會讓你找到平靜。

此外，中國營養學會建議喝水時間應分配在一天中的任意時刻，喝水應該少量多次，每次 200 毫升左右。我們一直想當然地認為，口渴時才需要喝水。其實，透過之前關於身體缺水預警訊號的介紹，我們瞭解到口渴時身體已經處於缺水狀態，並開始利用身體內的代償系統進行水平衡的調節。此時喝水雖然確實可以補充流失的水分，但卻已不是最佳的飲水時機，且此時往往容易豪飲大量的水，反而會加重腸胃負擔影響消化。

換換想法？來點音樂和笑話吧

說了這麼多關於吃與喝的話題，肚子確實得到了滿足，但精神糧食也是不可或缺的。長時間處於緊張工作的職場人士，需要適當的精神放鬆來恢復最佳狀態，以迎接新的挑戰。那麼有哪些簡單有效的放鬆方法呢？中國近代著名的音樂家冼星海曾經說過：「音樂，是人生最大的快樂。」法國思想家拉布魯耶則留下過這樣的名句：「幽默是生活波濤中的救生圈。」回想一下我們自己的人生經歷，有關緊張焦慮的回憶，很多都是源自於複習和考試。而科學家們透過實驗數據證明，音樂和幽默確實是緩解考試壓力的良方。

來自美國西維吉尼亞大學的海因斯（Haynes）教授，進行了一項有趣的研究：他招募了 20 名平時學業成績相仿的本校數學系本科生，並讓其中 10 名學生在考前複習時，聆聽 10 分鐘莫扎特

15:30

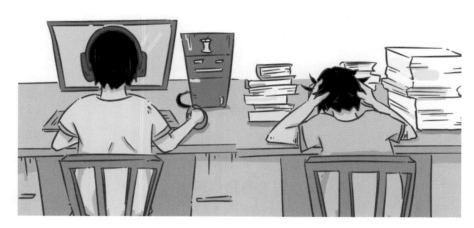

的古典交響樂，而另一部分學生則在安靜的環境下備考。考試成績顯示，聽音樂複習的學生的平均分數明顯高於對照組學生。

在考試前這樣的緊張環境下開開玩笑，改變一下氣氛也能夠發揮一定緩解焦慮、提高成績的作用。2006 年美國約翰霍普金斯大學的博克（Berk）教授和南達（Nanda）教授，就和自己班級裡的 98 名學生們開了一次玩笑：他們把同一份試卷出了兩個版本——幽默版和嚴肅版。其中在幽默的版本裡題目的敘述方式十分輕鬆詼諧，並有意加入了一些搞笑的語句，嚴肅版本就是和平常一樣敘述題目。用幽默版試卷的 49 名同學，在考試之後普遍反映作答時心態很放鬆，自我感覺較好。而考試成績也印證了這一點，被分到幽默版試卷的學生成績更令人滿意。

從這兩個好玩的研究中可以看出，在緊張環境下，如果我們適當地給自己找點樂子，可能會達到事半功倍的效果。若不想打擾周圍的同事，我們可以戴上耳機，在曼妙舒緩的樂曲聲裡給自己充電。如果想提振一下團隊的士氣，不妨一起講講笑話，開些善意的玩笑，讓壓力與疲憊在歡樂中消散，好的狀態就會不請自來。

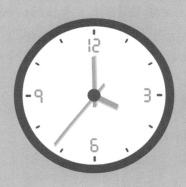

16:00
等一會再去
洗手間

已經下午 4 點了，參加的會議還在進行，整個下午都沒有午茶時間，甚至沒有去廁所的時間（bio-break），我們開始坐立不安。會議剛開始喝下的一瓶水，已經轉化為其他動力；而老闆滔滔不絕，我們實在不好意思跑出會議室。兩個空的礦泉水瓶靜靜地站在桌面上，我們則反覆想著奮不顧身衝出去，直奔衛生間的場景。

這種無法言喻的滋味，不少上班族已經領教過無數次，我們的身體已經開始變化。這時候我們的膀胱內壓升高到 15 釐米水柱（1.36 釐米水柱 =1 毫米汞柱）左右，膀胱已經被動擴張，膀胱壁內牽張接受器受到刺激而興奮，並發出衝動沿盆神經傳入纖維，傳到骶髓的排尿反射初級中樞；我們的脊髓已經把膀胱充脹的訊息，上傳至大腦皮層的排尿反射高級中樞，身體向大腦傳達了要盡快去廁所的建議，而我們的理智不停地駁回這一請求。這場會議，這個動作已經反覆進行了不下 20 次了，而我們不斷告訴自己：「等一下再去洗手間，我得把這段聽完。」

健康決定一切

無法言語的困惑

相信大家都有過憋尿的經歷，不論是在顛簸的長途汽車上，在精彩的講座和會議上，女士們做超音波檢查前，或是在全然忘我、緊張地加班工作時，都會體驗到那種坐立不安的感覺。憋尿久了，即使排尿後仍然會有脹痛感，這是膀胱過度擴張後未完全收縮的緣故。其實，憋尿不僅僅是一時難受，如果經常憋尿的話，會對身體造成不小的損傷。

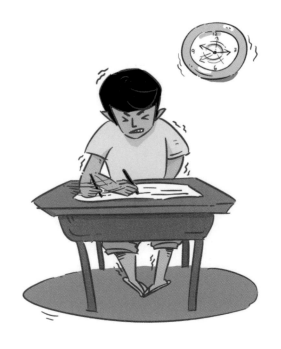

在 2014 年 6 月 16 日中國首次泌尿健康日的活動上，中國工程院院士、著名泌尿外科專家郭應祿教授特別指出：「久坐、憋尿、喝水少、熬夜等不良生活習慣，容易誘發尿道感染、慢性前列腺炎等泌尿系統疾病。」，然而大家往往不在意。特別是在種種看似更加急迫或重要的客觀原因之前，面對不斷充盈的膀胱發出 SOS 信號，我們往往會選擇再忍一忍、憋一憋，其實這也就選擇了忽視自己的身體的訴求，會給健康帶來巨大的傷害。

我們不禁要問：憋尿時到底發生了什麼事呢？有研究發現，憋尿會導致膀胱壁長時間過度拉伸，使得控制膀胱收縮的神經功能受到了影響；在男性中，憋尿還會引起膀胱內壓的升高，使得尿液反流至前列腺，久而久之，尿液中的結晶體物質就會沉積在前列腺組織中，引起並加重前列腺炎症。在中國山西（研究對象為 100 例慢性前列腺炎患者）、廣東（研究對象為 168 例慢性前列腺炎患者）、湖南（研究對象為 200 例慢性前列腺炎患者以及 219 名健康男性）等地分別展開的多項研究都得到了類似結論，即憋尿頻率高是男性慢性前列腺炎的危險因素。

16:00

總而言之，憋尿對健康傷害巨大，因此有尿意的時候一定要及時排尿，不可硬憋。如果要乘坐長途汽車等不方便如廁的交通工具前，無論是否是有尿意，都應提前排尿讓膀胱「虛位以待」。如果是開會或者工作期間，儘量利用「tea break」等機會如廁，千萬別因為面子或懶得去廁所而硬撐。

搞笑諾貝爾獎

當然，關於憋尿還有件事不得不說。在 2011 年，有 2 組分別來自澳大利亞和荷蘭的科學家，透過各自獨立完成的研究，分享了當年的「搞笑諾貝爾獎」。其研究內容分別是：憋尿對認知功能的影響、憋尿對衝動的控制能力以及對大腦知覺的影響。

我們先來看澳大利亞的研究。**澳大利亞知名認知技術公司 Cogstate 的路易斯（Lewis）等科學家，一本正經地證明了尿憋越久，大腦轉得越慢。**他們招募了 8 名健康的年輕人（包括 6 男 2 女）作為受試對象，讓他們每隔 15 分鐘就喝 250 毫升水（一罐紅牛就是整整 250 毫升），直到他們實在憋不住為止。在這個過程中，測試他們心理運動能力、視覺注意力和工作記憶能力在速度和準確性的變化。研究者發現，隨著喝水量的不斷增加，**當尿意極強時（extreme urge to void），受試者的注意力以及工作記憶能力（可以理解為在短時間對信息進行聚焦處理的能力）在速度這一維度上出現了明顯下降，在排尿後迅速恢復到了正常水平；**然而，研究發現憋尿對於認知功能的準確性這一維度沒有產生影響。

健康決定一切

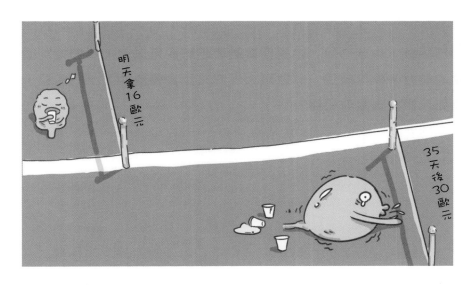

明天拿16歐元

35天後30歐元

　　另一組獲獎的科學家，證明了認知與憋尿的關係。塔克（Tuk）等荷蘭特溫特大學的科學家，招募了102位大學生（包括67名男生和35名女生，每人得到了10歐元作為報酬）。這些大學生被隨機分為兩組，一半要喝下700毫升水，另一組只需要喝50毫升，喝完水45分鐘後，被要求完成一系列選擇題。他們給受試者兩個選擇，選A，第二天可以得到16歐元，選B，35天後可以得到30歐元。結果發現，那些憋尿更為嚴重的學生，傾向選擇在遠期獲得更大的收益。

　　同期，Tuk等荷蘭特溫特大學的科學家在另一個實驗中，募集了105位大學生（包括76名男生和29名女生，每人也得到了10歐元作為報酬）。與上一實驗類似，這些學生也被分為兩組，分別喝下700毫升和50毫升水，等待45分鐘後，完成一系列跨期選擇問題，同時還要填寫行為抑制／啟動系統自測量表（BIS/BAS Scales）。結果發現，與上一實驗一致，憋尿更為嚴重的學

16:00

生們，傾向於選擇在遠期獲得更大的收益，同時具有更高的行為抑制評分；也就是說，**這兩個實驗發現憋尿可以增加我們控制衝動的能力。換句話說，憋尿讓人看起來更具備成功人士的氣質，避免人們貪圖眼前利益。**

18:00
酒桌上的
營養健康

一開始老闆招呼大家參加晚宴時，其實我們是拒絕的。也許並不是不想在工作中奮戰，只是堅持了好久的控制飲食計畫又要破功了。下班後的商務應酬，畢竟不是老友之間的一次把酒言歡，需要盡到足夠的商務禮儀，往往並不輕鬆。更是由於應酬場合的特殊性，我們在吃喝上也許容易身不由己。

享受美食，留個心眼

應酬的時候，雙方往往為了盡到充足的商務禮儀，要在飯菜上體現得比平常隆重一些，料理大多也比平常精緻一些，場合也正式一些。儘管我們吃得並不自在，但對於對方的盛情，我們也不好拒絕。因而我們往往比平常吃的多，料理搭配上也往往容易失控。甚至有時候聊到盡興，往往先吃了再說，大吃大喝滿足了肚裡的貪吃蟲。許多上班族由於比較注重健康，儘管平常制訂了詳細嚴密的飲食計畫，可是一到晚上應酬的時候，就全面崩潰；禁不住對方幾句勸說，再加上桌上一盤盤精緻美味的佳餚，又跌回暴飲暴食的迴圈中。

實際上，我們日常的進食行為是由一套複雜的神經內分泌調節系統所精密控制的；換句話說，我們的身體會根據實際情況做一個縝密的安排，整個系統涉及由大腦到胃腸在內的所有消化器官。在大腦底部中央的位置，有一個被稱為下視丘的結構。下視丘的一個重要生理功能，就是作為腦部和消化器官的訊息交換中樞，調節食慾。下視丘中有兩個不同的區域分別控制飽足和進食。攝取的食物經過口腔咀嚼，快速通過食道後，會依次進入胃和腸

道。生理學研究發現，這些消化器官可不僅是被動地容納食物，而是不斷主動地向下視丘反饋信號，參與整個進食過程。消化道內遍佈神經網絡，能夠及時監控食物的總量和組成，並將訊息快速傳送到下視丘，供其做出判斷。同時，消化道內皮細胞能夠感受營養成分的動態變化，並分泌特定的信號分子，透過血液循環傳至大腦。雖然其中還有很多機制我們尚不清楚，但正是這樣一套調節系統支配著我們定時定量地享用三餐，為日常各項活動提供營養保證。

暴飲暴食則打破我們身體長期制定的計畫，使消化道功能失調，下視丘也無法及時感知食物變化，發出正確的指令。這就使得大量食物堆積在腸胃道中，無法得到及時消化。時間一久就會產生大量氣體和有害物質，它們會刺激腸胃道，可能引發急性腸胃炎，出現腹痛、腹脹、噁心、嘔吐、腹瀉等症狀。同時吃得過多過快，還可能會造成急性胃擴張，引起胃痛。「吃多了撐死」的故事可不是危言聳聽。另外，大量進食會促進消化液的不斷分泌，加重胰腺的負擔，使得十二指腸內壓力升高，會大大增加急性胰腺炎或急性膽囊炎的發生風險，這些器官炎症病變引起的痛苦可真的是難以名狀。

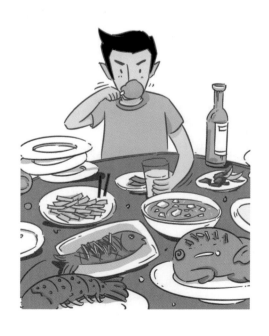

18:00

有些應酬比較多的人，可能是個大胃王，上述急性症狀都沒有出現過，他們甚至以為自己已經習慣這種場景了。但千萬別高興太早，從科學家的角度來看，很可能你已經「中毒」很深了。2012年發表在《臨床精神藥理學》（Journal of Clinical Psychopharmacology）雜誌上的一項研究發現，**習慣暴飲暴食的人與癮君子之間存在許多相似的行為和體驗**。例如，暴食能夠提供那些患者近似於吸毒之後的快感，而這種快感需要之後更多的進食才能重現。一旦企圖壓抑想吃的衝動，就會出現戒毒者常見的症狀，包括異常焦慮、失眠和躁動等。進一步的研究還發現，暴食症患者大腦內呈現出明顯的多巴胺代謝異常，這與古柯鹼或酒精成癮的人極其相似。

因此，儘管應酬時往往比平常面對更精緻的食物，我們卻不得不學會在食物面前克制。面對美食的誘惑，一定要表現得從容優雅，細嚼慢嚥，讓身體的攝食調節機制能夠正常運轉。一旦感受到吃飽的信號，就要果斷放下筷子，多和周圍的朋友聊聊天，再想想家裡那件漂亮的連身裙或是那套昂貴的西裝，轉移自己對於美味的渴望。畢竟來日方長嘛！

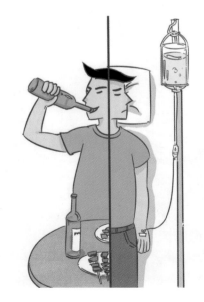

美酒雖好，不要貪杯

商務場合中幾乎免不了要喝酒，凡是正式的場合，都需要它

來助興，中國的酒桌文化也源遠流長。有一個話題在酒桌上廣為流傳，「適度飲酒有益健康」。甚至一些醫學、營養學專家也力挺這種說法，這不禁給了廣大酒友找了個無比正當的理由小酌怡情，更讓酒廠老闆樂不可支。

但事實是如何呢？要探究這個答案，我們就先從「適度飲酒有益健康」的緣由說起。大約是在 20 世紀 90 年代初，有人發現了一個奇怪的現象。法國人酷愛美食，在日常的飲食中攝取了大量高熱量和高膽固醇的食物，但該國的心血管疾病患病率卻比其他歐美國家要低很多？這在當時的營養學家之間引起了廣泛的思考，甚至將這一現象被稱為「法國悖論」（French Paradox）。

各國科學家對此紛紛爭論不休，投入大量人力物力圍繞這一問題進行研究，特別展開大規模民眾追蹤研究，總調查人數超過百萬，時間有的甚至長達 20 多年。經過一系列研究工作，科學家們發現以法國為代表的地中海沿岸地區，心血管疾病的低發病率與當地的飲食結構密切相關，當地的飲食也就是現在營養學界中著名的地中海飲食（Mediterranean diet）。科學家發現，當地人日常飲食除了蔬菜水果、深海魚類、五穀雜糧、豆類和橄欖油之外，當地盛產的葡萄酒也名列其中。於是科學家發現了十分有趣的現象：當地民眾的飲酒量與心血管疾病發生率以及死亡率之間，呈現出 U 形曲線的關係，也就是飲酒量與心血管發病率出現了一個有趣的轉折點。人在不喝酒和大量喝酒時，心血管發病率都較高。而在一個特殊的轉折點：女性每天飲用 1 個標準杯，約相當於 12 克純的乙醇；男性每天飲用 2 個標準杯時，其心血管疾病風險達到最低。這一研究當時震驚了科學界，因為他們本來認為乙醇對人體沒什麼好處。

隨著科學家對這個問題不斷的反思和其他研究的出爐，科學家認識到可能是複雜因素影響了我們的判斷，有一個典型說明複雜因素影響的例子。科學家們認真地在一年內測量了一個小孩子的身高和一顆小樹苗的高度，他們「驚喜」的發現，隨著小孩子身高的增長，小樹苗的高度也在等比增長，於是科學家們寫了一篇戲謔的文章，「宣佈」小孩子的身高會影響小樹苗的高度。但這裡我們根據常理判斷，顯然科學家在用一個幽默的方式闡述複雜因素的影響，真正影響二者的因素是時間。

回到文中的實驗，在這裡筆者認為，常喝紅酒的人，其實社會經濟地位通常較高，能享受到更好的醫療條件，同時也可能具備更強的健康意識，生活習慣也更健康，比如不吸菸，多吃蔬菜水果，熱衷於體育鍛鍊等等。**因此，喝紅酒的法國人，他們良好的健康可能來源於良好的生活習慣和豐富的醫療資源。**但喝不起酒或有放縱飲酒習慣的人則相反。

不支持適量飲酒的科學家也開始反擊。來自瑞典的科學研究人員招募了 618 名冠狀動脈疾病患者，以及 2,921 名健康人作為對照組。結果發現，飲酒與冠狀動脈疾病罹患概率的 U 形曲線關係只在攜帶特定基因型的人群中發現，而這部分人群只佔總人群的 19%。**這項於 2014 年發表於國際學術期刊《乙醇》（Alcohol）上的研究提示我們，「適量飲酒有益心血管健康」的說法可能並不是對每個人都適用。**

不管怎樣，由科學家幫酒廠做出了「適量飲酒有益健康」的結論，無疑讓酒廠樂不可支，由此形成了力挺適度飲酒的興趣團隊，也提出了一系列揭示「適度飲酒有益健康」的觀點。比較有

健康決定一切

名的一個例子就是紅酒中的抗氧化物質白藜蘆醇。白藜蘆醇實際上是葡萄在生長過程中，為了防止黴菌感染而產生的一種植物抗毒素（phytoalexin）。2006 年在國際著名科學期刊《自然》上發表的一項研究顯示，白藜蘆醇能夠使由高脂飼料誘導的肥胖小鼠的多項生理指標趨於正常，同時延長壽命。

但是不得不指出的是，有一些產品的健康宣傳往往模糊處理了一點，就是有效劑量。在該研究中，科學家每天餵小鼠吃白藜蘆醇，劑量是每千克體重就餵 22.4 毫克。而對於一個體重 60 千克的成人來說，就相當於每天攝取 1,300 多毫克的白藜蘆醇。實際上，葡萄酒中白藜蘆醇的含量很低，一瓶 500 毫升的紅酒，白藜蘆醇最高也才 5 毫克左右。這樣算下來，要想達到有效劑量，每天要喝至少 260 瓶紅酒！顯然我們等不到白藜蘆醇為我們延年益壽，可能喝到第 10 瓶就已經吐了。

這還僅僅是心血管疾病，並不代表健康的全部。2004 年意大利的學者對於飲酒與包括冠狀動脈疾病、多種癌症及意外傷害在內的 15 項疾病風險關係的研究結果進行彙總分析，發現飲酒量確實與冠狀動脈疾病發病風險呈 U 形曲線關係。但是對於其他疾病，即使是每天攝取 25 克乙醇這一明顯符合適度飲酒的等級，依然會導致疾病風險的顯著提升。例如，每天攝取「適量的」乙醇 25 克，可使肝硬化風險增加 1.9 倍；口腔癌和咽喉癌風險增加 86%；喉癌風險增加 43%；食道癌風險增加 39%；乳腺癌風險增加 25%；肝癌風險增加 19%；直腸癌風險增加 9%；結腸癌風險增加 5%；原發性高血壓風險增加 43%；慢性胰腺炎風險增加 34%。當然與飲酒同心血管疾病風險關係的研究相比，飲酒與其他疾病關係的研究還比較有限，

尚無法形成明確的結論。儘管如此，這依然提醒我們飲酒對於健康的影響可能是多方面的，飲酒須謹慎。更何況最新的研究結果對於「適度飲酒有利心血管健康」的觀點也提出了挑戰。

因此，對於喝酒這件事，還是謹慎些為妙。當然對於上班族來說，有些必要的應酬是避免不了的。那麼有什麼方法能夠儘可能地減少乙醇對身體的刺激呢？首先，飲酒前要先吃點東西墊胃，如牛奶、麵食等。一方面能夠保護胃壁，能減少乙醇的滲透吸收，並且，蛋白質類食物富含胺基酸，能加速乙醇的分解代謝。另外，多吃富含維生素 B 群的動物肝臟、蔬菜、粗糧，有助於提高乙醇代謝酶的活性，增強身體的解酒能力。飲酒時應該小口慢飲，多喝湯或水。慢飲能讓身體有時間分解代謝體內的乙醇，而湯水則能讓乙醇稀釋並盡快隨尿排出體外，因此喝酒時要勤上廁所。另外，酒醒後容易頭暈，可以多喝些水，緩解乙醇引起的脫水狀況。同時吃一些清淡的食物，緩解乙醇對消化道的刺激。

一喝酒就臉紅的人，或者一喝酒臉色發白的人，都是不能喝酒的表徵，我們建議要遠離乙醇。酒量好的人喝起酒來，都會津津樂道比拚酒量。有的人說一喝酒就臉紅是酒量大，有的人說喝酒臉白的人酒量大，還往往被認為是能喝的重要標誌。經過科學家們研究，發現這是個天大的誤會。

乙醇在人體內的代謝主要靠一步一步氧化實現的，最終氧化分解成二氧化碳、水，並釋放出能量（當然這裡的每一步並不是唯一途徑，但確實大部分的乙醇是這樣被代謝的）。乙醇俗稱酒精，分子式為 CH_3CH_2OH，在人體內首先經過乙醛脫氫酶脫去兩個氫原子，變成乙醛（CH_3CHO）並釋放能量；乙醛進一步經過乙醛脫

健
康
決
定
一
切

常見酒類的酒精含量	
酒類名稱	乙醇含量(克/100克)
啤酒	4.3
白葡萄酒	9.4
紅葡萄酒	10.5
黃酒	8.6
糯米酒（酒釀）	12.1
高粱酒（二鍋頭）	50.1
大麴酒	47.2
小麥酒	42.4
蜂蜜酒	12.0
中華沙棘酒	8.1

上述數值為平均含量，僅供參考，具體乙醇含量以商品標注為準。
資料來源：中國食物成分表 [M]，北京大學醫學出版社，2002。

氫酶加上一個氧原子，變成乙酸（CH_3COOH）並釋放能量。乙酸會參與到身體多條代謝途徑當中，最終氧化成為二氧化碳、水。在這條代謝途徑中，乙醛對身體的危害遠遠大過乙醇，它可以刺激血管擴張，對人體器官組織有毒性。因此，喝酒臉紅的人在乙醇代謝的第一步還可以順利把乙醇代謝為乙醛，但是第二步就不行了，他們的肝臟缺乏乙醛脫氫酶，不能把乙醛代謝成乙酸，結果導致乙醇氧化形成的乙醛大量堆積，刺激血管擴張，形成過敏反應。而喝酒臉白的人，在第一步就敗下陣來，乙醇直接積累在血液中，造成血管緊張，臉色蒼白。當然，這些臉色變化之餘，附帶的感受還有頭暈、噁心等。

當然，長期飲酒可以訓練我們的身體對這種過敏反應的忍受度。例如臉紅的人多練習喝酒，次數多一些，臉就沒那麼紅了。但這完全是表面功夫，這並不代表我們的身體真的沒有受傷。如果你真的缺乏乙醛脫氫酶，這是由於基因缺陷所造成，並不能透過後天訓練得到提升。科學家研究表明，基因缺陷而有臉紅反應的酗酒者，罹患食道癌的風險要比沒有這種基因缺陷的人高。相同的實驗結果在中國、日本和韓國都已經報導。關羽的臉可以是紅的，曹操的臉可以是白的，人家是自然紅、天然白。如果我們

18:00

喝酒變臉，就會對身體造成傷害。因此，如果發現自己喝酒臉紅或臉白，並且伴有明顯不適，一定要遠離乙醇。

聊起飲酒，營養學的科學家總是有一點失落。隨著經濟的發展，中國乙醇的消費量也是直線上升，酒行業粗略估計達到5,000億元的規模，遠遠超過茶葉的規模，而現在人均白酒飲用量幾乎和牛奶飲用量持平。沒錯，是白酒，不是啤酒。這對營養學界來說真是一個讓人輕鬆不起來的諷刺，令公共衛生學界感到坐立難安。

為了夢想，也不能太拼

我們在應酬中其實也經常能見到這一類人，他們來之前無奈地表示，自己只能陪大家坐坐，這些飲食都不能隨便碰。有的人還要在餐前服用一些藥物，以抑制不受控制的血糖。沒錯，他們是糖尿病患者，而且也許正是前幾年和我們一樣在酒桌上並肩戰鬥的一員「老兵」。

糖尿病是一種慢性代謝性疾病，是由於胰島素相對不足（可能是分泌量不足、胰島素調節血糖能力不足、對胰島素的需求增加等原因）而引起血糖增高。簡單來說就是患者體內血糖濃度已經無法控制，多到隨尿液排出。糖尿病的早期並沒有明顯的症狀，病情發展至一定程度可出現食量增大、飲水增多、小便增多（三多）和消瘦（一少）「三多一少」典型症狀及體重減輕、疲乏無力、皮膚發癢等症狀，如果這時驗血，會發現血糖明顯增高。另外值得一提的是，糖尿病並不僅僅是血糖異常，往往還合併血壓升高、血脂異常、超重肥胖等多種代謝性問題，糖尿病的危害也不只與

健康決定一切

血糖波動有關，更嚴重的是由於長期高血糖而導致的糖尿病併發症。單純血糖升高其實影響有限，糖尿病最可怕的是我們的身體長期「浸潤」在高糖的環境中，而發生一系列病變。

　　其實不少人對於血糖已經有所瞭解。所謂「血糖」就是指血液中的葡萄糖，它是提供人體中各組織器官能量的重要來源。特別是我們的大腦，根本沒有脂肪等能量儲備，完全依賴血液中的葡萄糖來維持正常運轉，如果血糖不足，大腦沒有足夠的能量，就會出現注意力不集中、思維遲緩等一系列腦功能障礙，嚴重時還可能引起暈厥。因此維持血液中血糖是非常重要的事。人體中有一系列激素都可以提高血糖水平，但只有一種激素—胰島素是用來降低血糖的。從下面這張示意圖裡可以看出，血糖範圍大致分為三個區間。低血糖時，我們便會感到飢餓，就會到處找吃的來讓血糖升高，恢復到正常狀態。但酒足飯飽之後，我們的小腸就會源源不斷地把從食物中消化而來的葡萄糖釋放到血液中，血糖也不會乖乖地停留在正常範圍，它會迅速升高到達高血糖範圍，而此時身體便會開始分泌胰島素來降血糖，最終使血糖恢復到正常範圍。

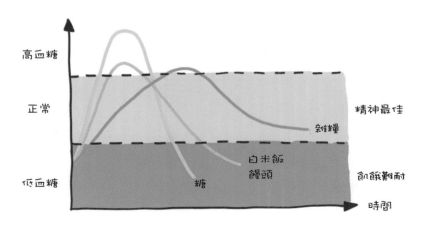

171

當然，血糖的變化曲線和我們所吃的食物種類（主要是碳水化合物種類）有著密切的關係。從上圖中可以看出，吃雜糧後血糖曲線能夠在較長時間內保持在正常範圍（這是由於雜糧消化較為困難，因此小腸需要花更長的時間把它們變成葡萄糖）；吃精製白米、麵後，血糖曲線的波動要比雜糧大一些，同時也會更早感覺到飢餓；而吃了糖之後（糖非常容易消化，可以非常迅速地被小腸吸收進入血液），血糖曲線迅速上升，之後又迅速下降到非常低的程度，引起嚴重的低血糖反應。

對於普通人來說，如何判斷自己會不會得糖尿病呢？中華醫學會糖尿病學分會在 2013 年版的《中國 2 型糖尿病防治指南》中為我們提供了一個非常簡單的用來測定個人糖尿病風險的評分表：

如果糖尿病風險評分大於等於 25 分，就說明個體糖尿病患病風險顯著增加，建議盡快去醫院諮詢醫務人員，同時要注意自身生活方式以預防糖尿病的發生。

糖尿病積分表使用示例

例如 ：某女士，36 歲，腰圍 83.3 公分，血壓偏高（收縮壓 135 毫米汞柱），身高 156 公分，體重 66 公斤（BMI=22.6），母親患有糖尿病。計算她的糖尿病積分：

8+6+1+7+6=28 分。

超過了 25 分，說明她將來患糖尿病的風險會比同年齡、同性別、無糖尿病家族史的人群顯著增高，建議她諮詢專科醫生，提早採取措施，積極預防糖尿病的發生。

健康決定一切

評分指標		評分指標	
年齡	分值	身體質量指數 (kg/m2)	分值
20 ～ 24	0	<22.0	0
25 ～ 34	4	22.0 ～ 23.9	1
35 ～ 39	8	24.0 ～ 29.9	3
40 ～ 44	11	≧ 30.9	5
45 ～ 49	12	腰圍（cm）	分值
50 ～ 54	13	男性 <75.0，女性 <70.0	0
55 ～ 59	15	男性 75.0 ～ 79.9，女性 70.0 ～ 74.9	3
60 ～ 64	16	男性 80.0 ～ 84.9，女性 75.0 ～ 79.9	5
65 ～ 74	18	男性 85.0 ～ 89.9，女性 80.0 ～ 84.9	7
收縮壓（mmHg）	分值	男性 90.0 ～ 94.9，女性 85.0 ～ 89.9	8
<110	0	男性≧ 95.0，女性≧ 90.0	10
110 ～ 119	1	糖尿病家族史（父母、親戚、子女）	分值
120 ～ 129	3	無	0
130 ～ 139	6	有	6
140 ～ 149	7	性別	分值
150 ～ 159	8	女性	0
≧ 160	10	男性	2

中國糖尿病風險評分表

註：1mmHg = 0.133kPa；判斷糖尿病的最佳切點為 26 分；故總分≧ 25 分者應進行口服葡萄糖耐量試驗檢查。

18:00

此外，國際糖尿病聯盟（International Diabetes Federation, IDF）歸納了第 2 型糖尿病的十種危險因素，如下所示：

（1）糖尿病家族史（family history of diabetes）

（2）體重超重（overweight），即 BMI 大於等於 24，也有研究說亞洲人應該以 23 為標準。

（3）不健康的飲食（unhealthy diet）

（4）缺乏身體活動（physical inactivity）

（5）年齡增長（increasing age）

（6）高血壓（high blood pressure）

（7）種族差異（ethnicity）

（8）糖耐力受損（impaired glucose tolerance, IGT）

（9）懷孕時患有妊娠糖尿病（history of gestational diabetes）

（10）胎兒期營養不良（poor nutrition during pregnancy）

不難發現，這些危險因素中有一些我們是無能為力的，但也有不少是我們可以積極改善用於預防糖尿病發生。20 世紀中葉以來，已有非常多的研究證據顯示：生活方式的改變，包括維持健康的體重、均衡的飲食以及適量的運動，可以有效預防糖尿病的發生。

肥胖，特別是中心型肥胖（大腹便便型）與第 2 型糖尿病的發病關係密切。科學結論明確指出，體重的下降可以增強胰島素敏感性並降低血壓，均衡的飲食與適量的運動，可以幫助我們有效維持健康的體重，同時也可以降低糖尿病的發病風險。吸菸和抑鬱的情緒都與糖尿病發病有關，如果想遠離糖尿病，就請戒掉手中的香菸，甩掉心頭的陰霾。除此以外，睡眠也和糖尿病的發

病有關係。有調查數據顯示，睡眠過短（不足 6 小時）與過長（超過 9 小時），都會增加糖尿病的患病風險，這可能與體內升高血糖激素及胰島素的平衡被打亂有關。

在糖尿病領域，中國科學家有一定發言權，這是因為中國有一項十分著名的糖尿病研究：大慶糖尿病預防研究。研究的發起者是中日友好醫院的內分泌科主任潘孝仁教授。1986 年，他聯合美國國立衛生研究院彼得‧班奈特（Peter Bennett）教授與大慶油田總醫院胡英華院長，共同開啟這一項持續至今近 30 年的研究。當時中國整體生活水準較低，全人口糖尿病患病率僅為 1.04％（1986 年全國 10 萬人調查數據），但大慶油田的福利待遇遠遠高於全國平均水準，居民的超重肥胖率和糖尿病患病率開始增長，同時大慶居民流動較小，有利於研究的跟蹤隨訪，因此這項改變糖尿病認知的研究就落在大慶。早在 1995 年，大慶研究 6 年生活方式干預的第一階段成果就在世界上首次證明：透過簡單的生活方式就可以將糖尿病發病降低近 50％（其中飲食干預組糖尿病發病降低了 31％、運動干預組降低了 46％、聯合干預組降低了 42％）。2008 年及 2014 年，大慶研究 20 年隨訪結果及 23 年隨訪結果，分別發表在《柳葉刀》（The Lancet）以及《柳葉刀糖尿病及內分泌學雜誌》（The Lancet Diabetes & Endocrinology）。研究結果顯示，六年的生活方式干預能在其後 20 年降低 47％威脅視力的視網膜病變，40％心血管死亡率和 30％全因死亡，充分說明了生活方式的改善對於糖尿病的重大意義。而且，最有意思的是，一生中如果有一次主動的改善生活方式，增加運動和控制體重，即使後來沒有堅持下來，也比從沒有過改變的人降低患病風險。要不現在就開始？因為至少受益 20 年啊！

其樂融融的團圓飯

另一種晚餐的重要形式是，其樂融融地和家人孩子坐在一起，享受一頓團圓飯。大多數的年輕父母，白天忙於各項繁雜的工作，很少有時間與孩子交流。孩子白天可能由長輩或保母帶著，也可能由幼稚園或小學的老師照顧。只有等到晚上回到家中，特別是晚餐時間，全家人才能圍坐在一起，邊吃邊聊，關注孩子在成長過程中的歡樂與煩惱。

此時此刻，家長有一種迫切的心情，就是把這一天因為工作忙碌而顧不上孩子的虧欠，在晚飯時分統統補償給孩子（還有一種情況，家長們會擔心孩子白天在外面吃不好）。於是，一頓精心準備且豐盛的晚餐出現了，它像是一個家庭對這一天心情忙碌的總結和家庭和睦的象徵。但從科學家的角度來看，餐桌上高脂肪、高蛋白食物的比重不應該過大。**如果晚餐食物攝取過多，餐後血液中葡萄糖和胺基酸的濃度會大幅升高，進而促進胰島素分泌增加。晚飯後一般活動量較少，因此未被消耗利用的能量物質會在胰島素的作用下合成脂肪存儲在體內，日積月累體重將逐漸增加，最終會導致肥胖。**

這並非科學家的危言聳聽，有資料顯示，兒童及青少年的肥胖形勢非常嚴峻。 中國健康與營養調查的數據表明，中國 7～17 歲的兒童青少年的超重和肥胖的比例分別為 8.3% 和 4.9%，而城市的情況更加嚴重。例如，城市地區男童的超重和肥胖合計比例已接近 20%。研究證實，兒童及青少年時期的體重超標將使成人階段罹患肥胖、第 2 型糖尿病、心血管疾病等風險大幅提升。一項追蹤時間長達 57 年的研究發現，兒童時期的肥胖會使成年後心

健康決定一切

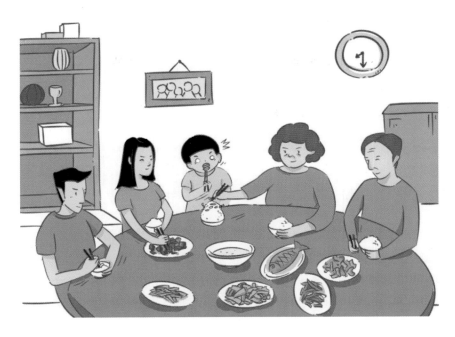

血管疾病死亡率上升 1 倍。科學家指出，老年人可能心中依舊對飢餓的陰影揮之不去，或是出於不願意浪費食物的心態，這種心理可能有時會潛移默化地讓孩子多吃。這也是年輕一代父母與上一代父母對兒童營養理解的重大分歧。在中國的大都市，現在已經幾乎見不到孩子營養不良，現在的重點應該放在避免孩子營養過剩，預防肥胖需要每位家長的高度重視。

　　不過，我們在關注孩子不要過於白白胖胖時，也要警惕孩子走向另一個極端。有些兒童青少年為了追求美麗，會有意識地進行節食，甚至完全排斥正餐，此種情況多見於青春期女孩。處於該年齡段的少女伴隨著第二性徵發育，體脂含量增加，體型出現明顯變化，由此可能會出現心理的恐慌。為了保持「苗條」的身材，某些女孩會盲目節食，甚至採用嘔吐、服用瀉藥等極端方式減重。

長久下來，這些女孩形成了條件性反射，見到食物就會反胃噁心，甚至都不能聽到與吃飯有關的詞句，最終的結果就是發展成為「神經性厭食症」，造成嚴重的營養不良，影響正常的生理發育。因此會導致身體電解質平衡紊亂，誘發癲癇發作，出現焦慮、抑鬱、失眠、易怒、強迫症等精神問題，嚴重者會危及生命。因此需要父母引導孩子樹立正確的審美觀和飲食習慣，幫助他們健康地度過成長的關鍵階段。事實證明，孩子的健康，很大程度上取決於家庭的晚餐時間！

在晚飯過後，建議帶著孩子到戶外做一些適量的運動，或者鼓勵孩子參與家務勞動。一方面是一種鍛鍊形式，有助於身體健康；同時磨鍊孩子的意志、培養自理能力、協調家庭關係等方面都具有積極的促進作用。美國哈佛大學的研究人員曾對波士頓地區的 450 名兒童與青少年，進行了長達 20 年的追蹤調查，結果顯示與不愛做家務的孩子相比，積極參與家務勞動的孩子日後失業率、犯罪率、離婚率和心理病患率要低得多。

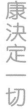

健康決定一切

19:30
學會照顧自己

都說身體是革命的本錢，對於年輕的上班族更是如此。30 歲以上的人都懂一句話：「30 之前你找病，30 之後病找你」。年輕是資本，我們應該好好珍惜，不要過度透支。遇到身體不舒服時，應該如何合理用藥？期待自己擁有更好的狀態，又有哪些功能性食品可以選擇？希望讀過本章內容之後，能讓你學會更好地照顧自己，使身體能夠緊跟夢想的腳步，迎接更絢爛的人生旅程。

吃藥是個技術活

在日常生活中，難免會出現一些像是頭痛感冒之類的小毛病，生病吃藥是再尋常不過的事情。然而就是這樣一件小事，也不是人人都能做好的。相信很多人在服用藥物時都有過類似的經歷，為了省事，就用手邊的茶水、果汁、飲料、牛奶或豆漿代替白開水。但這個決定，有點過於隨意。藥物最好不要使用飲料送服，不少人的父母早就諄諄教導過，但吃藥其實還有別的講究。

口服藥物是在飯前還是飯後服用，是根據藥物本身的特點（劑型、劑量、生物利用度）、藥物與人體的相互作用（在體內的吸收、服用目的）以及藥物與食物的關係等多種因素共同決定。胃和小腸在飯前基本上是沒有食物殘留，如果此時服藥，不會受食物的干擾而影響吸收，能迅速完全地發揮藥物的作用，像胃壁保護藥、抗酸藥等適合此時服用。消化道中的食物可能會干擾藥物的吸收，以降血壓藥卡托普利為例，受食物影響時總吸收量會減少 30%～ 40%。還有些藥物儘管吸收總量不會受到影響，但食物會使其吸收過程延

健康決定一切

長，造成其在血液中濃度的峰值下降，以抗生素頭孢克洛為例，受食物影響其藥物血中濃度峰值僅為空腹服用時的 1/2 ～ 3/4，因此這些藥物要在飯前服用。飯後服用藥物，在消化道的停留時間長，吸收完全（如 β- 受體阻斷劑普萘洛爾），同時與食物混合可以避免直接刺激胃黏膜，引起胃腸道反應（如阿司匹林）。

此外，藥物不可以掰開半片服用。有一個觀點認為，吃半片藥藥效可以小一點；吃一片可能藥效比較強，其實這是個嚴重的用藥誤解。藥物要起效，有一個關鍵的「作用閾值」，科學家稱之為最低作用劑量，當我們吃了高於這個劑量的藥物時，藥效是可以發揮出來的；而當我們自作聰明地減量而達不到作用劑量時，這個藥就白吃了。耽誤病情不說，同時藥是三分毒，身體徒增肝腎負擔。藥物本身設計都是足量的，因此藥物成分的含量都是經過嚴格科學論證，我們應該嚴格按照醫囑來服用。

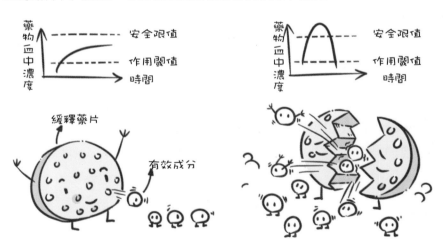

還有一種藥，更不能掰開吃半片。例如那些緩釋或控釋藥物，藥片表面往往有一層特殊結構的膜，或是藥片具有特殊的骨架結

181

構，掰開或嚼碎後破壞了結構，就不再有緩釋或控釋的效果了。當然，有些藥物則需要嚼碎後服用，否則在胃腸道中難以完全吸收或發揮功效（如酵母片、複方氫氧化鋁等）。

對於那些一天服用一次的藥物來說，必須注意是早上吃還是晚上吃的。例如最常見的降血壓藥，由於血壓本身存在白天高、夜間低的晝夜規律，因此在早上服藥能夠使白天的藥物血中濃度維持在較高的水平，以利於保證血壓的穩定，心臟內科病房的護理師大多會在早上 7 點將降血壓藥送到患者床前，就是這個原因。此外，還有糖皮質素也需要在早上服用，因為吃進去的糖皮質素會抑制人體激素的分泌，糖皮質素在人體內自然狀態下是早晨分泌最多，此時服藥可以將藥物對下視丘—腦下垂體—腎上腺軸的抑制作用降到最低。

有些疾病多在夜間發作，比如氣喘，因此睡前給藥可以提高夜間藥物血中濃度，儘量減少疾病的發作；史他汀類藥物是一種降血脂藥，主要作用是抑制膽固醇的合成，人體內膽固醇主要在夜間合成，因此睡前吃可以發揮事半功倍的效果。

有些藥物會和日常飲食中的食物或功能性食品產生相關作用，值得我們特別注意。美國食品及藥物管理局（FDA）藥物評價和研究中心的一篇文章中，總結了最常見的會產生藥物—功能性食品，以及藥物—食物交互作用的例子。

①銀杏（Ginkgo Bilob）：銀杏會誘導肝臟中 CYP2C19（一種藥物代謝酶），加速一些藥物（如地西泮、華法林等）的代謝，降低其藥效。

健康決定一切

②貫葉連翹（St. John's wort）：又名金絲桃。在體外實驗中，貫葉連翹素具有選擇性5-羥色胺再吸收抑制劑（selective serotonin reuptake inhibitor, SSRI）的效應，同時對小腸及肝臟中CYP3A（一種藥物代謝酶）具有較強的誘導作用，加速一些藥物（如環孢素、口服避孕藥等）的代謝，降低其藥效。實驗表明，單次服用金絲桃素（900毫克）對CYP3A的誘導作用極低，但連續2週每天服用900毫克金絲桃素（每次300毫克，每天3次）會選擇性誘導CYP3A，與肝臟相比，這種效應在小腸中還要更強一些。

③柚子（grapefruit）：柚子汁對小腸中的CYP3A具有抑制作用，可以顯著延緩洛伐他汀、辛伐他汀等降脂藥以及丁螺環酮等抗焦慮藥物從血液中清除的速率，增強這些藥物的效應。

④鈣強化柳橙汁（calcium-fortified orange juice）：強化鈣的柳橙汁與喹諾酮類抗生素一起服用時，會使其藥物血中濃度峰值下降10%～40%。研究分析這種效應主要與柳橙汁中添加的鈣離子有關，因此研究者建議，喹諾酮類抗生素不應與鈣強化果汁或牛奶、優酪乳等富含鈣的乳製品共同服用，應在攝取這些食品兩小時之前或六小時之後再服藥，以期獲得滿意的療效。

有「機能」的食品

總而言之，生病不是一個愉快的經歷。人們一直都在找尋可以有效預防疾病、並能帶來愉悅健康體驗的好方法。隨著現代營養學和食品科學的發展，越來越多功能性食品進入一般人的生活。**機能性食品，顧名思義，有機能，還得是食品。有機能證明有效果，是食品得證明沒有副作用**，這裡所說的機能性食品包含了現

在保健食品的概念。只不過保健食品由國家審核通過之後，國家承認這個食品有功能；而未申報保健食品的，不能說沒功能吧！

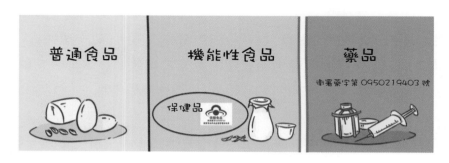

自古以來，中國一直有「藥食同源」以及「食療」的說法，中國人尤其認同食物不僅僅是用來填飽肚子及愉悅身心，還對人的健康有著不可忽視的影響。人類幾千年歷史流傳下來了許多具有各種神奇功能食物的傳說，但絕大部分也僅僅限於傳說，無法透過現代科學方法得到驗證。過去 30 年中，科學界對於天然食物以及天然食物的成分進行了很多研究，累積了大量的科學數據，對食物的健康功效也有了更為準確的理解。

世界各地的機能性食品都有非常悠久的歷史，累積到今天，機能性食品的種類極其多樣，既有土生土長的「中國製造」，也有漂洋過海的「西洋祕方」，讓人經常眼花繚亂，他們對健康的宣傳聽起來好像都對，但總覺得相信哪一個都有點草率。

目前可以肯定的一點是，機能性食品最好的角色應該定位於飲食和藥物治療之間。能夠透過日常飲食攝取的一些營養素（如維生素、礦物質），我們儘量通透飲食獲得；如果已經被診斷出得了疾病，我們也儘量透過醫院醫生和藥物對病情進行治療。除

健康決定一切

了這兩種情況之外，我們又有額外的健康需求，這時機能性食品也許就可以體現出其價值所在（例如想助眠，則可以吃一些富含褪黑激素的機能性食品）。

根據機能性食品成分的不同，大概可以分為以下幾類：

第一類是屬於成分相對單一、含量較為明確的膳食補充劑。例如，以胺基酸、纖維素、礦物質、維生素等為代表的生物活性物質和以酚類化合物、萜類化合物、生物鹼等為代表的植物化學物。科學界針對這一類物質的研究很多，以多酚為例，有很多體外實驗、動物實驗以及人體實驗研究數據，證實多酚類物質具有抗炎、抗腫瘤、預防心血管系統疾病、預防神經系統的退行性疾病、減重，以及協助糖尿病控制等健康功效，這些功效或多或少都與其抗氧化能力有關。

第二類則是在日常膳食中並不常見的天然植物，或其枝、根、莖、葉、花、果等組成部分，在中國屬於新資源食品範疇。與單純的植物化學物相比，天然植物中活性物質的數量可能較低，但其中生物活性物質的種類較多，近年來比較常見的植物萃取物則是介於二者之間的一種形式，比如人參萃取物。

第三類是通常意義上的「傳統食品」，如全穀物、乳製品等也都具有較為明確的健康功效。

目前對於植物化合物的研究，是營養健康領域的熱門議題，科學家們也確實找到一系列支持植物化合物健康功效的研究證據。以廣泛存在於多種蔬菜水果中的花青素為例，這種植物色素根據環境 pH 值的不同，可以呈現出多種不同的顏色。同時，花青素還

是一個極其龐大的化合物家族，據統計在天然食品中出現的花青素種類，已經超過了 600 種，廣泛存在於漿果及深色蔬菜中。美國明尼蘇達大學的明克（Mink）等科學家，募集了 34,489 位已經停經的婦女，經過 16 年隨訪發現，經常吃草莓（每週至少吃一次）的研究對象，心血管疾病死亡率明顯下降，經常吃藍莓（每週至少吃一次）也與冠狀動脈疾病死亡率的下降有關。研究者進一步總結，對已經停經的婦女而言，平均每天攝取 0.2 毫克花青素，可以降低心血管疾病的風險。這一研究結果已經考慮了年齡以及飲食總熱量等因素的影響，具有較高的可信度。

另一個相對可靠的機能性食品是從薑科、天南星科一些植物根莖中，所萃取獲得的化學成分，因其為橙黃色結晶粉末，因此得名薑黃素（curcumin）。科學家對它內源性抗氧化機制已經研究了許多年，它被公認為具有一定的抗炎活性。經過科學家研究顯示，薑黃素可能不只可以抵抗人體炎症反應，同時適當攝取薑黃素，可以減少肥胖發生率，有助於血糖控制，並進一步支持其在心血管疾病中的作用。另外，薑黃素能延緩癌症發病能力也被科學家所津津樂道，尤其在延緩大腸癌和皮膚癌的方面，科學家已經累積了不少可靠的證據。

當然，我們決不能把機能性食品簡單地定義成「好」食品，而把其他食品歸類成「不好」的食品，機能性食品的目標應該是提升生活質量，其選擇應根據個人的需求而定，並作為健康、均衡飲食的有益補充。

健康決定一切

21:00
照顧好自己
的皮膚

皮膚是都市上班族重要的門戶，它的健康與否直接顯示了我們作為現代社會職場菁英的精神面貌。而皮膚對於女性的重要意義更是不言而喻了。其實我們的臉並不太讓我們省心，尤其在晚上睡前這段閒暇時間，我們終於要下定決心，保養保養自己的皮膚。就像那句話，「還真對得起自己這張臉。」

敷個面膜放鬆一下

睡前敷面膜，是許多上班族非常喜歡的放鬆和美容方式。敷用面膜不僅是醫療美容機構的主要護理方法之一，還是日常居家最常使用到的化妝品之一。

人類使用面膜已經很有歷史了。古希伯來人可能是最早使用面膜的民族，後來這一方法逐漸傳到歐洲。有史料記載，古羅馬

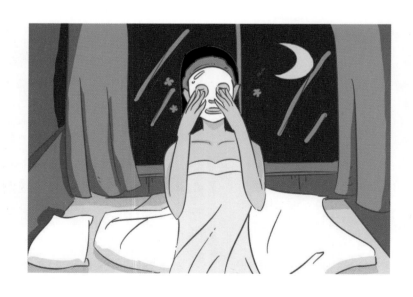

女性就有使用牛奶、麵包渣和酒做成面膜來美容的習慣。中國古代也有很多關於面膜的記載，著名的武則天經常使用祕方「益母草澤面方」美容，被譽為中國古代四大美女之一的楊貴妃也使用祕方「紅玉美」敷面美容。而尋常人家的面膜，早期就是一碗粉末狀的各種食材及藥材，加水調製之後塗在臉上，形成一層緊繃的薄膜而已。隨著女性的需求越來越多樣化，面膜商也發展出了越來越多種類以供選擇，包括後來被我們廣為熟知的面貼型、膏霜型、剝離型、黏土型等。

儘管面膜的形式多彩多姿，可從科學家眼中來看，面膜的作用機制無非包括以下四類：①密封作用，隔絕空氣，抑制水分揮發；②溫熱作用，在密封作用的基礎上，促進皮膚溫度升高；③滲透作用，透過溫熱作用，促進皮膚的滲透和吸收能力；④清潔作用，揭下面膜時，附在皮膚上的汙垢被一起帶出去，使皮膚得以清潔。進一步歸納一下，其實也就兩類：一類保濕，另一類清潔。

面膜供應商也帶著科學家仔細研究了面膜。**有研究發現，面膜的保濕效果比乳劑更好，使用面膜後（該研究使用的是剝離型面膜）皮膚角質層的保濕效果更為顯著。**而現代人可能更喜歡一次解決所有問題，例如在解決皮膚缺水的問題，同時兼顧美白。聰明的商家也因此根據客戶需求，開發出美白保濕面膜、保濕修復面膜和保濕抗皺面膜等。不過這些僅僅是商家的一面之詞，大部分科學證據是不足的。如果真要談論這些研究，僅能舉一個例子。德國 Charit 大學醫學中心的邁耶（Meier）等科學家，研究了添加荷荷巴油的黏土面膜對抗皮損的作用，在這項有 194 名受試者（其中女性 192 人，男性 2 人）參加的研究中，每人每週敷

21:00

面膜 2～3 次，共持續 6 周。研究者發現，透過塗敷面膜，受試者的炎症性皮損（膿皰數）平均下降了 49.4％，非炎症性皮損，包括丘疹、囊腫和粉刺，分別下降了 57.3％、68.6％、39.1％，說明這種面膜真的具有一定的對抗皮損作用。

不過科學家提醒，儘管面膜的保濕效果很明顯，有些女生每天用保濕面膜，但如果使用面膜後不注意保濕，反而會讓皮膚在短時間內缺水，引起皮膚乾燥。是不是像一個圈套，用了面膜你可能很難離開它了。此外，面膜的清潔作用大多還是針對皮膚表面的皮脂，並不能清潔毛孔內部。剝離型面膜會吸附皮膚和毛孔的汙垢，在面膜揭下時一併去除，清潔效果較好，但也會對乾性皮膚或敏感性皮膚造成一定的刺激，大家應根據自身特點謹慎選擇。

其實，愛美是女孩子的天性，女性對面膜的鍾愛是狂熱的。不過，由於面膜是非常常用的化妝品，而科學家對於長時間連續使用面膜方面研究比較少，這些需要愛美的女性根據個人膚質、使用方法、所處環境等諸多因素來綜合考慮，用得舒服就好。

皮膚保衛戰

皮膚，對所有女生來講，是美麗容顏的根本基礎；但在科學家眼裡，皮膚對於人體來說是國境線，是抵抗環境中不利因素侵擾的最前線。每個人都曾經擁有過嬰兒一般光滑水嫩的肌膚，但這個世界的風吹日晒、雪打雨淋、病毒細菌，讓我們不得不把皮膚變得厚一些、再厚一些，能在這些不友好的環境中存活下來。儘管如此，我們也從沒停止過對美麗肌膚的嚮往，對「膚若凝脂、

吹彈可破」的追求。想擁有夢想中的完美皮膚，可能要從皮膚的三層結構談起。

皮膚的三層結構由外向內依次是：表皮、真皮以及皮下組織。光說結構非常無趣，那麼我們基本對應一下它們的功能：表皮主要負責白皙，真皮主要負責緊緻和彈性，皮下組織主要負責……難道是保暖嗎？

表皮雖然很薄，雖然在最外層，卻是直接影響我們皮膚的「品相」，皮膚好看大部分是表皮好看所致。表皮像一層盔甲，雖然柔軟，卻幫我們抵禦外來侵害。表皮的最底層不斷產生新鮮的細胞，並隨著新鮮細胞一層一層累積，就像倒著砌磚頭一樣，把一層一層的表皮細胞推移向皮膚表面。在皮膚最外層的細胞其實已經死亡，但它們組成了堅硬的角質層，也就是傳說中的「死皮」或「老繭」。雖然不好看，但它們結結實實保護我們的皮膚，而角質層在一段時間過後會自行脫落，完成一個表皮細胞的使命。一個新鮮的細胞從誕生到最終脫落大約需要 4 週時間，也就是說我們可能每隔 4 週就換一張臉。因此，為了短時間提高我們皮膚的「品質」，讓消費者「實實在在」看到效果，不少美容機構和化妝品都會推出去角質的服務和產品。但科學家指出，如果表皮更替時間縮短，可以發揮美白效果，但過度頻繁去角質層會降低皮膚的防禦能力，導致皮膚敏感，對刺激的忍耐力降低。儘管短期皮膚看起來很嫩，但也許已經過度透支了皮膚內生的活力，因此去皮一定要適度哦！

另外，表皮的基底層中還有黑素細胞，黑素細胞數量的多少會直接影響膚色的深淺。有些人天生一白遮百醜，皮膚雪白的像

21:00

191

剛剝了皮的雞蛋，就是由於天生表皮基底層黑素細胞數量極少的緣故。黑素細胞能夠幫助我們抵禦紫外線，減少曬傷的刺激，保護裡面的真皮層，因此有抗衰老和抗皮膚癌的作用。因此某種意義來說，皮膚黑一點比較好！

真皮層位於表皮之下，如果說好的表皮層能讓我們看起來好看的話，那麼好的真皮層……也許能讓我們摸起來觸感更好。真皮層有大量的膠原纖維，可以占到真皮層 95％左右。膠原纖維韌性強，是皮膚抗牽拉能力的主要來源，也就是膠原纖維讓我們的皮膚緊緻。另外，真皮層還有一定比例的彈性纖維，它主要負責皮膚富有彈性。除此之外，給皮膚提供營養的血管（主要負責皮膚的養分和水分供給）以及淋巴系統（構成皮膚免疫屏障的重要組成部分）也都位於真皮層中。不得不說的是，市面上大部分的保濕或補水的化妝品，基本都是透過所謂保濕成分吸收部分空氣中的水分（甚至吸取皮膚內的水分），讓我們的皮膚感覺到濕潤。真正供給皮膚水分的是真皮層，也是我們皮膚水潤的根本。

值得一提的是，如果皮膚的損傷僅僅侷限在表皮層，那麼可以透過表皮基底細胞生長分化無痕修復，一旦損傷到了真皮層，修復時就會形成蒼白堅韌的瘢痕組織（主要由膠原纖維構成），在皮膚上留下一道傷疤。

皮下組織包含大量的脂肪，聽起來似乎並不友好，在我們盡力控制體重的時候，它甚至是我們的頭號對手。想想令人懊惱的雙下巴和厚厚的肚皮，這些也都是皮下組織。不過，**皮下組織可以填補肌肉紋理的縫隙，讓我們的皮膚和身材顯得更加圓潤。**適

健康決定一切

量的脂肪是人體不可或缺的組成部分，而且單從美觀的角度，脂肪的補充遮蓋了肌肉的線條，也是有用武之地。想想一位漂亮的女孩子，向你招手時揮舞著線條清晰可見的肱二頭肌，或是巴黎時裝秀上的模特們露著六塊紋路清晰的腹肌走在伸展台上，是不是也讓人覺得怪怪的呢？同時從科學家的角度來看，皮下組織也是人體儲存能量的重要體現。千萬不要小看一個胖子，他們只是比平常人多帶了一點糧食而已。

皮下組織也不光是令人懊惱的肥肉，科學家也對脂肪有「好壞」一說。人身體裡面有兩種脂肪，白色脂肪細胞和棕色脂肪細胞，這兩種細胞雖然都叫做脂肪細胞，但是來源完全不同。棕色脂肪細胞和我們的骨骼肌來源相同，有研究甚至發現，棕色脂肪和骨骼肌都表達同一基因 MYF5，因此其實只是一對雙胞胎。而在選擇人生導師的路上，兄弟倆分道揚鑣。一種已經被發現的轉錄調節因子 PRDM16，可以把原本想安靜地當一塊漂亮肌肉的細胞從此領上另一條路，PRDM16 的存在可以決定細胞在發育的時候，長成肌肉細胞還是棕色脂肪細胞。

與白色脂肪這種先天就為儲存能量而生的脂肪不同，棕色脂肪顯然是有一點情懷和追求的肥肉。棕色脂肪細胞總是消耗能量轉化為熱量，被科學家認為是對抗肥胖的「好脂肪」。初生的小寶寶體內棕色脂肪很多，所以他們看起來都是胖嘟嘟的，但大部分會瘦下來，減掉嬰兒肥。隨著年齡增長，棕色脂肪會越來越少。

除此之外，我們可能還面臨青春痘的困擾，這可是年輕的象徵，年少的煩惱。皮膚中生長著很多毛髮，伴隨不少分泌皮脂的

21:00

皮脂腺。皮脂腺的發育以及皮脂分泌與雄性激素有關。如果皮脂分泌非常旺盛，同時毛囊和皮脂腺導管異常角化過度，角質層脫落的細胞把皮脂腺開口到皮膚表面或毛囊上部的導管都堵住，就容易引起細菌感染（脂肪是細菌們非常喜愛的食物）以及後續的一系列炎症反應，這就形成了痤瘡，也就是我們平時常說的「青春痘」。

由於青春期皮脂腺發育最為旺盛，激素也猛烈提升，所以青春期的孩子們最容易長痘痘，故名「青春痘」。但不幸的是，不少上班族儘管已經告別青春期，但卻仍然要承擔青春期的一些健康問題，例如長痘痘。這與皮脂腺分泌及雄性激素有關，如果面臨工作壓力突然增大，睡眠又得沒有保障，身體就會處於應激狀態，這也會引發雄性激素上升，因此睡不好長痘痘這種說法還是有科學依據的。

此外，如果我們的臉上發現了一些長期賴著不走且很難治癒的青春痘，還是要警惕一些。因為這有可能是你的身體拉警報的訊號。例如患有多囊性卵巢症候群的

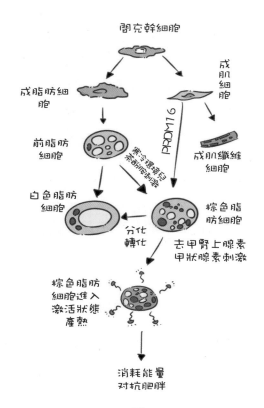

間充幹細胞

成脂肪細胞

成肌細胞

前脂肪細胞

PRDM16

寒冷環境可激活脂肪分泌

成肌纖維細胞

白色脂肪細胞

分化轉化

棕色脂肪細胞

去甲腎上腺素甲狀腺素刺激

棕色脂肪細胞進入激活狀態產熱

消耗能量對抗肥胖

健康決定一切

婦女，有70％都會出現痤瘡（青春痘），而在所有受痤瘡折磨的女性中，有19％～37％符合多囊性卵巢症候群的診斷標準。另外科學家們有研究指出，痤瘡與潛在的糖尿病患病（胰島素抵抗）存在很強的關聯。深究其原因，可能是因為皮脂腺導管的細胞表面有胰島素受體，當我們身體有潛在的糖尿病風險時，身體由於調節血糖能力弱化，需要分泌更多的胰島素來控制已經超出臨界值的血糖濃度。而多分泌的胰島素，會透過真皮皮下血管刺激皮脂腺導管發生異常變化，堵塞皮脂腺而導致青春痘痤瘡的發生。而科學家進一步研究指出，當血糖濃度過高（糖尿病風險）以及富含乳製品的飲食會喚醒一種名為mTORC1的激酶，它與胰島素抵抗以及痤瘡的發生都直接相關。而科學家有研究還顯示，如果我們飲食中吃一些不容易造成血糖濃度大幅變化的食物（例如芒果、粗糧、低脂奶粉等低血糖生成指數的食物），我們的身體會縮小皮脂腺的體積並減輕炎症反應，痤瘡的狀態也會隨之得以改善。

因此，科學家在面對青春痘時會苦口婆心告訴你，注意清淡飲食。但同時，會像醫生一樣多補充一句，如果真有治不好的痘痘，不妨查一查多囊性卵巢症候群或糖耐量受損（糖尿病前期）患病情況。

我才不要做熊貓

有時候我們需要熬夜，難免「戴上」一副黑眼圈。隨著年齡不斷增加，黑眼圈的到訪也越來越頻繁。看著鏡中自己的「可愛」模樣，我們卻笑不出來。

21:00

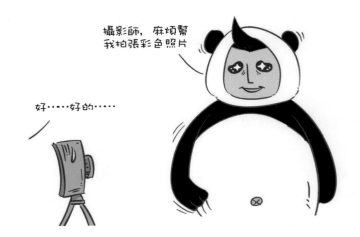

　　黑眼圈可以分為三大類，每一類都有自己的特點，也需要不同的方法來應對。

　　民眾最為常見的黑眼圈是「血管型」黑眼圈，這是由於靜脈血管的淡藍色或微血管的紫紅色從眼瞼皮膚顯露出來而造成。有一個簡單的小技巧，如果我們用手撐開下眼瞼的皮膚，使之延展變得更薄，而黑眼圈的顏色更加明顯，我們就能判斷是血管型黑眼圈。熬夜後局部血液循環不暢，使得血管中血液的含氧量下降，鮮紅色的氧合血紅蛋白減少，青紫色的脫氧血紅蛋白增多，血管的顏色變深，黑眼圈也就變得更加明顯了。因此，對付這類黑眼圈，用美白護膚類的化妝品其實是沒用的，而某些會減少皮膚厚度的化妝品還會在一定程度上加重黑眼圈；而增加真皮層的厚度、改善血液循環的方法更為有效。當然，還有些手術的方法也能起到立竿見影的效果：比如脂肪移植或者膠原蛋白注射，相當於在血管上蓋上一層脂肪或者直接增加了真皮層的厚度。

健康決定一切

第二類黑眼圈被稱為「陰影型」，主要和眼部皮膚的衰老有關。隨著年齡的增長，眼部周圍的皮膚逐漸鬆弛，皮下組織的脂肪含量不斷減少，引起瞼板肌凸起下垂、眼袋膨出、淚溝凹陷，此消彼長，在眼睛下形成了陰影，看上去就是一副黑眼圈。除了透過化妝改善陰影區的光線反射，暫時讓黑眼圈淡一點之外，這種黑眼圈想透過保養品得到逆轉的可能性不大。上文中提到的脂肪移植或者膠原蛋白注射對此症更有效，可以把形成陰影的凹陷部位填充起來，並減輕皮膚的鬆弛。

還有一類被稱為「色素型」黑眼圈，在南亞人中尤其常見。這類黑眼圈是由於不同顏色的色素在眼睛周圍沉澱所致，沉積的地方不侷限於下眼瞼，甚至上眼瞼也會有，整整一圈，可謂是真正的熊貓眼。色素沉積的原因很多，除了先天性原因之外，過敏、感染、日晒、濕疹、藥物作用等都可能會引起色素沉澱，導致黑眼圈產生。對付這類型黑眼圈，美白類的保養品是有效的，但更重要的是，要積極對付可能產生色素沉澱的原因，從源頭上避免色素型黑眼圈產生。

有人說黑眼圈是女生的專利，其實不然，男性由於眼周骨骼輪廓相對女性更深，所以色差更大，出現黑眼圈的時候比女性更明顯，因此注重自己形象的男士，一定不要忽略黑眼圈的問題。

科學家們，尤其是亞洲科學家針對黑眼圈也展開了不少研究；他們已經在化妝之外，初步找到了一些應對黑眼圈的方法。日本醫科大學皮膚科（Department of Dermatology, Nippon Medical School）三石（Mitsuishi）等科學家，嘗試使用含有維生素 K、維

21:00

197

生素 A、維生素 E、維生素 C 的軟膏，塗抹下眼瞼來治療黑眼圈。
研究共進行了 8 週，57 名受試者中有 27 名（47％）出現了改善，
但這種方法對血管型黑眼圈的改善較為明顯，對色素沉澱幾乎沒
有影響。位於日本橫濱的 POLA 化成工業股份有限公司（POLA
Chemical Industries Inc.）的大島（Ohshima）等科學家們，招納
了 14 名受試者，他們在乳液中添加異抗壞血酸鈉或抗壞血酸葡萄
糖苷，塗抹在志願者的黑眼圈上，發現異抗壞血酸鈉可能透過增
厚下眼瞼真皮厚度的方式來改善黑眼圈，而抗壞血酸葡萄糖苷則
沒有什麼效果。上海交通大學附屬第九人民醫院的科學家團隊，
也於 2012 年在《皮膚外科》（Dermatologic Surgery）雜誌上發
表了一篇文章，稱使用雷射治療的方式可以有效改善黑眼圈。研
究共收集了 26 位黑眼圈患者經過摻釹釔鋁石榴石（NdYAG） 雷
射治療後一年隨訪，改善率達到了 100％，副作用包括短暫性紅
斑和輕度疼痛。總之，要想遠離黑眼圈，保持皮膚的活力、儘量
避免過度疲勞是最為重要的，「戴上」黑眼圈後也不要灰心，還
有很多方法可以有效改善黑眼圈，恢復奕奕神采。

健康決定一切

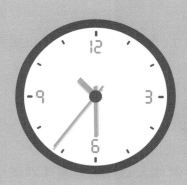

22:30
輕鬆做個好夢

晚上 10 點半，理智提醒我們應該躺在床上，但卻實在找不到睏的感覺。無論是因為心目中女神的一個眼神，或是老闆交辦的一件任務，又或是為了夢想而激動得睡不著，結果都是第二天早上起不來。通常會採取的做法是數小羊、熬夜到更晚，或是吃兩顆安眠藥。

但其實不應該失眠。身體在睡覺的時候，本應該嗅覺、聽覺、視覺和觸覺功能開始減退；我們的肌肉開始變得鬆弛，舌頭、咽喉和口腔根部的肌肉群鬆弛，導致咽喉部組織下垂，將氣道變得狹窄，於是我們開始打呼。大腦皮層開始抑制交感神經系統，同時刺激副交感神經系統興奮，於是心率開始變慢，血壓降低，呼吸減慢，瞳孔縮小，體溫下降等，然後就睡著了。

是時候告別「數羊」了

數羊這方法在西方文化中深植人心，甚至隨著動畫片和美劇漂洋過海，影響不少人。一種心理暗示如果能和你的睡眠形成完美的條件反射，其實就能對你的失眠有所改善，從某種意義上來講數羊似乎也有一定道理。

可是科學家就是喜歡實驗，是騾子是馬還是得拉出來遛遛，就連數羊這種事情也值得做實驗。英國牛津大學的心理學家哈維（Harvey A.G.）和他的科學家團隊，找來了 20 個被失眠困擾的志願者（當然他們是英國人，比亞洲人更容易受到羊的暗示），隨機分成兩組，他讓其中一組躺在床上數羊，而讓另一組只是安靜躺在床上等待入眠。**結果發現，不數羊的志願者睡得更快。**

健康決定一切

研究者對此的解釋是，數羊的過程可能過於乏味，甚至有點加重大腦的負擔，有強迫症的同學數錯了還得重數一遍。而且，在研究者隨後的研究中，他們發現睡覺時讓志願者想像一副令人愉快的畫面，志願者無論數羊與否，都比不想像的人提前 20 分鐘入睡。因此，放鬆對於入睡非常重要。由此可以大膽推斷一下，數羊本身可能沒有用，而那些因為數羊而睡得香的人，很有可能在數的是別人家跳進自己家的羊所致。

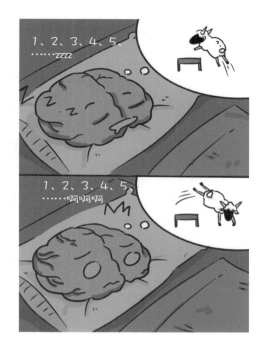

從另一個角度可以看出，儘管證據不足，也許想一些令人愉快的事情，在一定程度上有助於盡快入睡。

吃出「美夢」

許多睡不著覺的人寄希望於外部的方案。不得不承認，讓人最快睡著的的方式還是依靠藥物。前文已經描述過，吃一些脂肪含量高的食物有助於睡眠，例如一杯熱牛奶，雖然這有增加體重的風險。此外，有一些保健食品甚至是普通食品，都或多或少有助眠的作用。在這裡，我們多說一些自身就擁有的物質。

22:30

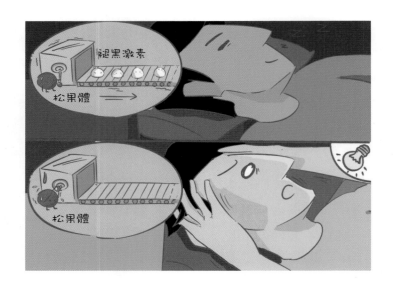

　　聊到助眠的機能食品，首先想到的就是含有褪黑激素的食品。褪黑激素（melatonin），本來就存在人身體中，也廣泛存在各式各樣生物體內，是一種激素。對！沒錯，還是那個影響我們清晨醒來的傢伙。因此，如果你有失眠的困擾，不妨試一試。不得不說，**從現有研究結果來看，最多證據支持的助眠成分就是褪黑激素（除藥物以外）**，但只能從保健食品中攝取。

　　其次，還有幾個成分也值得一提。γ-氨基丁酸同樣廣泛存在於我們的身體中，是中樞神經系統中一種主要的抑制性神經遞質，介導 40％以上的抑制性神經傳導。γ-氨基丁酸能夠改善睡眠，研究發現志願者口服 γ-氨基丁酸後，α 波增加，β 波被抑制，入睡時間縮短；同時，有實驗表明 γ-氨基丁酸延長了貓的慢波睡眠第二期和快速動眼睡眠期。還有研究指出，γ-氨基丁酸能有效治療嬰幼兒夜間驚啼症候群。此外，現有的一些助眠藥物，透過增加 γ-氨基丁酸受體的親和力發揮功效；也有一些藥物能透過抑制 γ-氨基丁酸的分解，以提高其在腦內的含量，也在一定

健康決定一切

程度上增加慢波睡眠時間。很多具有改善睡眠作用的物質，也透過 γ-氨基丁酸神經遞質系統發揮作用。

但需要指出的是，科學家們做了很多研究，已經證明腦部 γ-氨基丁酸的含量上升確實可以有助於睡眠，但還沒有科學家證明口服 γ-氨基丁酸可以順利傳遞到大腦。因為我們的大腦有一層叫做血腦障壁的東西，它就像門口負責警戒的守衛，有效過濾了大部分大分子，避免這些物質入侵大腦，以影響到重要的中樞系統。這也是很多抗癌藥物對腦癌無可奈何的一點，抗腫瘤藥物同樣無法通過血腦障壁。

另外，再聊一個可能有效的原料，纈草。**纈草也是一個富有歷史內涵的草藥，它不光在中醫體系中被廣泛應用，同時在西方國家用於治療焦慮和失眠也有 2,000 多年的歷史，也是世界上應用最廣泛的草藥之一。**在苯巴比妥類鎮靜劑出現以前，歐洲和美國的醫生都採用纈草治療失眠症。現在，纈草仍然作為安眠藥撤藥時所使用的替代藥品。中醫一般使用纈草根及根莖，作為安神藥中養心安神的藥物。中醫理論中認為纈草藥性辛、甘、溫，歸心、肝經。有養心安神、理氣、活血止痛的功效，可與酸棗仁、合歡皮、首烏藤等配伍治療心神不寧、心悸多夢等症狀。儘管證據不足，但部分科學家相信，纈草中的纈草酸、纈草醚醛等可能是發揮鎮靜功效的主要成分。

其他可能常見的有助眠作用的食材，比如甘草、茯苓、蓮子、酸棗仁、優酪乳等，都有較強的助眠安神作用。當然作用比不上藥物，人又是個精密的儀器，個體差異比較大，哪種比較適合自己，還真的要親自試試。

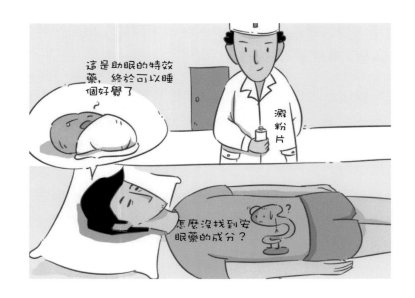

其實還有一類食物，它的功效可不比上述成分差。它可能是一片澱粉片，也可能是一杯摻了什麼味道的白開水，科學家稱之為「安慰劑」。《公共科學圖書館—綜合》（PlOS ONE）雜誌曾發表的一篇新的研究報告顯示，哈佛醫學院的藥學副教授泰德．凱普恰克和他的科學家團隊做了一件有趣的事。科學家們找到了 80 位腹痛、腹脹以及便祕、腹瀉，或者便祕與腹瀉交替發生的患者，科學術語稱之為「大腸激躁症」，且這 80 位的症狀都比較嚴重。而現有的醫療條件並不能治癒這些問題，甚至維持不惡化就已經很不錯了。科學家將這 80 人分成了兩組，一組並不給予任何治療；另一組發給他們澱粉片，並告知他們這就是普通的澱粉片，但對病情是有療效的。志願者們被要求嚴格「服藥」，堅持之前的飲食習慣和用藥習慣。結果是令人震驚的，吃下澱粉片的志願者近 60％有好轉；而無治療組只有 35％有好轉。

顯然，儘管這裡的研究並不是針對失眠，但所有安慰劑都是

透過暗示大腦而實現一定的生理功能。而睡眠與大腦內各項激素含量密切相關。**我們可以大膽推測一下，如果你告訴你的家人，你從美國帶回一種新的保健品，可以有效治療失眠，並餵他吃下一片由澱粉壓成的片劑，他還真的可能做個好夢。**

睡覺要足夠

健康的睡眠需要一定的時間保證，而睡眠的時間因人而異。一般認為，成人需要有 8 小時的睡眠，但其實不是每個人都需要，更不是每個人都有這段奢侈的時間。剛進入公司的上班族，往往由於延續大學時期的熬夜，睡眠時間可能壓縮到 6 小時，甚至更少。

但科學家指出，也許大多數人只睡 6 小時是不夠的。美國的科學家做了一項實驗，他們募集了三組志願者，分別讓他們睡 4 小時、6 小時和 8 小時。之後，科學家讓志願者坐在一個螢幕面前，當螢幕出現隨機閃現的數字，志願者必須按下按鈕，以證明他們沒有分散注意力。這項實驗進行了 14 天，那些每天睡眠達到 8 小時的志願者精力充沛，反應敏捷，認知正常。反觀每天只睡 6 小時、甚至 4 小時的志願者，反應速度和認知能力均有不同程度下降。**而連續 14 天的實驗結束後，每天睡眠 6 小時的志願者，精神受損程度幾乎等同於 24 小時未睡的志願者，認知能力下降程度就像喝醉了一樣。**

其實，人是種有意思的動物，總會有人天生精力充沛而不需要睡滿 8 小時。愛因斯坦每天只睡 4 個小時，而他的認知能力應該不需要被懷疑。只是不知道如果他每天睡 8 個小時，結果會怎樣。不管如何，我們要從自身感受出發，選擇自己適合的睡眠時間。

22:30

完美宵夜是什麼樣		
食物種類	食物舉例	數量
穀物	燕麥片（不添加糖）、全麥麵條、雜糧粥等	約 50 克
含優質蛋白的食物	牛奶、優酪乳、堅果等	乳類 100 克，堅果 20 克
水果蔬菜	蘋果、柑橘、梨、黃瓜、小番茄等	水果、蔬菜各約 100 克
水分	白開水、淡茶	200 毫升

深夜加班也要講究

　　睡眠規律有益健康，已被大家所認可。但也有網友「哭訴」：身在江湖有時真的是身不由己啊！特別是對於終日奔波苦、一刻不得閒的上班族，有時候接到緊急任務，真的可能連飯都顧不得吃，熬夜加班就在所難免了。面對這種情況，我們在飲食上有什麼應對之策嗎？

　　首先，晚餐應保證適量清淡。在主食選擇方面應多選擇如糙米、全麥饅頭、玉米、燕麥粥等全穀物食品。這類食品多富含膳食纖維，能夠增加飽足感，以支撐夜間的工作。同時全穀物食品也是維生素 B 群的良好來源。而維生素 B 群在神經遞質合成過程中發揮重要作用。若缺乏則會影響認知功能，降低工作效率。在料理的選擇上，要保證攝取足夠的蔬菜。《中國居民膳食指南》建議，晚餐需攝取 150 克的蔬菜。蔬菜中富含的維生素，特別是維生素 C 及葉黃素，可以改善認知功能，降低熬夜工作對身體造成的氧化損傷，有助於視力保護。動物性食物建議以瘦肉、魚類為首選，在保證優質蛋白質供應的同時，還能夠提供鐵、鋅等微

量元素。研究顯示，這些微量元素與記憶力、注意力及工作耐性的提升關係密切。此外，魚類—特別是深海魚類中特有的 EPA、DHA 等脂肪酸，對於認知功能和視覺的保護作用已被相當多的研究所支持。如果想吃得更清淡一些，豆製品是一個不錯的選擇。大豆製品不但是優質蛋白、不飽和脂肪酸、鈣及維生素 B 群的良好來源，同時還含有大豆異黃酮等特殊成分，對於提高記憶力、持續集中注意力具有較好的作用。

其次，**如果因為過度繁忙錯過了晚餐，或是工作到太晚難以抵禦飢餓的折磨，宵夜是不可或缺的。**但如果我們的選擇是洋芋片、泡麵、火腿的話，那就大錯特錯了。這些高鹽高脂肪的食品雖然能滿足一時的果腹之需，但是健康又在哪呢？其實好的選擇有很多，例如脫脂牛奶配純燕麥（不加糖）就很不錯。其中牛奶能夠提供豐富且易於消化吸收的優質蛋白，對於大腦中信號分子（如 5- 羥色胺、去甲腎上腺素、多巴胺等神經遞質）的合成至關重要。而牛奶還是鈣和維生素 D 的主要飲食來源，除了有助於預防骨質疏鬆外，越來越多的研究顯示，牛奶攝取還與糖尿病風險降低有密切相關。作為與牛奶搭配的純燕麥片，其中富含的可溶性膳食纖維—β- 葡聚糖，既可以提高飽足感，同時其對於控制餐後血糖、改善血脂、降低心血管疾病風險的健康功效，已經得到了歐洲食品安全局（EFSA）、美國食品和藥物管理局（FDA）以及美國心臟病學會等權威機構的認證。當然，之前已經介紹過的水果和堅果，自然也是宵夜中的健康之選，只是要注意對量的把握。此外，及時補充水分也非常重要，一杯白開水或是淡茶對於緩解疲勞、提高工作效率大有助益。

以上，獻給讀者完美的一天！

22:30

參考文獻

6:30 鬧鐘響起

每天都是自然醒？

Hofer-Tinguely G, Achermann P, Landolt H P, et al. Sleep inertia: performance changes after sleep, rest and active waking[J]. *Brain Res Cogn Brain Res,* 2005, 22(3): 323-331.

Jewett M E, Wyatt J K, Ritz-De Cecco A, et al. Time course of sleep inertia dissipation in human performance and alertness[J]. *J Sleep Res,* 1999, 8(1): 1-8.

Roenneberg T, Allebrandt Karla V, Merrow M, et al. Social Jetlag and Obesity[J]. *Current Biology,* 22(10): 939-943.

Wright Kenneth P, Jr., Mchill Andrew W, Birks Brian R, et al. Entrainment of the Human Circadian Clock to the Natural Light-Dark Cycle[J]. *Current Biology,* 23(16): 1554-1558.

早晨效率高？因人而異

Wolf O T. The influence of stress hormones on emotional memory: relevance for psychopathology[J]. *Acta Psychol,* 2008, 127(3): 513-531.

Dunn R, Dunn K. Teaching students through their individual learning styles: a practical approach[J]. *International Journal of Science Education* - INT J SCI EDUC, 1978.

一訴衷「腸」

中華醫學會消化病學分會胃腸動力學組，中華醫學會外科學分會結直腸肛門外科學組，〈中國慢性便秘診治指南〉（2013，武漢）[J]，《中華消化雜誌》，2013，33(5)：291-297。

Lembo A, Camilleri M. Chronic constipation[J]. *New England Journal of Medicine,* 2003, 349(14): 1360-1368.

American Gastroenterological Association; Bharucha AE, Dorn SD, Lembo A, et al. American Gastroenterological Association medical position statement on constipation [J]. *Gastroenterology,* 2013, 144(1): 211-217.

Lindberg G, Hamid S S, Malfertheiner P, et al. World Gastroenterology Organisation. World Gastroenterology Organisation global guideline: Constipation-a global perspective [J]. *J Clin Gastroenterol,* 2011, 45 (6): 483-487.

Rao S S. Constipation: evaluation and treatment of colonic and anorectal motility disorders[J]. *Gastroenterol Clin North Am,* 2007, 36(3): 687-711.

醒後抽菸？稍微等一等

Muscat J E, Ahn K, Richie J P, Jr., et al. Nicotine dependence phenotype and lung cancer risk[J]. *Cancer,* 2011, 117(23): 5370-5376.

Muscat J E, Ahn K, Richie J P, Jr., et al. Nicotine dependence phenotype, time to first cigarette, and risk of head and neck cancer[J]. *Cancer,* 2011, 117(23): 5377-5382.

The World Health Report 1999, chapter 5 and Statistical Annex and CDC data.

健康決定一切

吐氣如蘭

Serin E, Gumurdulu Y, Kayaselcuk F, et al. Halitosis in patients with Helicobacter pylori-positive non-ulcer dyspepsia: an indication for eradication therapy?[J]. *European Journal of Internal Medicine,* 2003, 14(1): 45-48(4).

Adler I, Muio A, Aguas S, et al. Helicobacter pylori and oral pathology: Relationship with the gastric infection[J]. *World Journal of Gastroenterology,* 2014, 20(29): 9922-9935.

Jiun I L, Siddik S N, Malik S N, et al. Association Between Oral Hygiene Status and Halitosis Among Smokers and Nonsmokers[J]. *Oral Health & Preventive Dentistry,* 2015.

劉雪楠、鄭樹國，〈口臭的原因及治療（一）口臭產生的機制和相關影響因素〉[J]，《中華口腔醫學雜誌》，2013，48(9)：566-569。

劉雪楠、鄭樹國，〈口臭的原因及治療（二）口臭的檢測和治療〉[J]，《中華口腔醫學雜誌》，2013，48(10)：627-631。

Bordas A, Mcnab R, Staples A M, et al. Impact of different tongue cleaning methods on the bacterial load of the tongue dorsum[J]. *Archives of Oral Biology,* 2008, 53 suppl 1(4):S13–S18.

Yaegaki K, Coil J M, Kamemizu T, et al. Tongue brushing and mouth rinsing as basic treatment measures for halitosis[J]. *International Dental Journal,* 2002, 52(S5P1):192-196.

Reingewirtz Y, Girault O, Reingewirtz N, et al. Mechanical effects and volatile sulfur compound-reducing effects of chewing gums: comparison between test and base gums and a control group[J]. *Quintessence International,* 1999, 30(5):319-323.

輕鬆對付口腔潰瘍

Mcrobbie H, Hajek P, Gillison F. The relationship between smoking cessation and mouth ulcers[J]. *Nicotine & Tobacco Research Official Journal of the Society for Research on Nicotine & Tobacco,* 2004, 6(4): 655-659.

Woo S B, Sonis S T. Recurrent Aphthous Ulcers: A Review of Diagnosis and Treatment[J]. *Journal of the American Dental Association,* 1996, 127(8): 1202–1213.

8:00 早餐的活力

不吃早飯—快節奏惹的禍

夏強，《醫學生理學》[M]，北京：科學出版社，2004。

並不是「暈菜」這麼簡單

Mekary R A, Giovannucci E, Willett W C, et al. Eating patterns and type 2 diabetes risk in men: breakfast omission, eating frequency, and snacking[J]. *The American Journal of Clinical Nutrition,* 2012, 95(5): 1182-1189.

Cahill L E, Chiuve S E, Mekary R A, et al. Prospective study of breakfast eating and incident coronary heart disease in a cohort of male US health professionals[J]. *Circulation,* 2013, 128(4): 337-343.

Mekary R A, Giovannucci E, Cahill L, et al. Eating patterns and type 2 diabetes risk in older women: breakfast consumption and eating frequency[J]. *The American Journal of Clinical Nutrition,* 2013, 98(2): 436-443.

零食代替早餐？不太明智

Mekary R A, Giovannucci E, Cahill L, et al. Eating patterns and type 2 diabetes risk in older women: breakfast consumption and eating frequency[J]. *The American Journal of Clinical Nutrition,* 2013, 98(2): 436-443.

吃好早餐換回好心情

Bushman B J, Dewall C N, Pond R S, et al. Low glucose relates to greater aggression in married couples[J]. *Proceedings of the National Academy of Science,* 2014, 111(17): 6254-6257.

吃早餐的意外「驚喜」

Jakubowicz D, Froy O, Wainstein J, et al. Meal timing and composition influence ghrelin levels, appetite scores and weight loss maintenance in overweight and obese adults[J]. *Steroids,* 2012, 77(4): 323–331.

Jakubowicz D, Barnea M, Wainstein J, et al. High caloric intake at breakfast vs. dinner differentially influences weight loss of overweight and obese women.[J]. *Obesity,* 2013, 21(12): 2504-2512.

完美早餐的真相

中國營養學會，《中國居民膳食指南》[M]，拉薩：西藏人民出版社，2010。

9:00 輕鬆應對工作壓力

咖啡與茶

http://www.spring.org.uk/2010/11/caffeine-makes-us-easier-to-persuade.php

Youjin Je, Edward Giovannucci coffee consumption and total mortality: a meta-annalysis of twenty prospective cohort studies[J]. *Britisb Journal of Nutrition,* 2014, 111: 1162-1173.

Mesas AE, Leow-Muoz LM, Rodriguez-Artalejo F, etc. The effect of coffee on blood pressure and cardiovascular disease in hypertensive individuals: a systematic review and meta-analysis1-3[J]. *Am J Clin Nutr,* 2011,94: 1113-1126.

Elizabeth Mostofsky, Megan S Rice, Emily B Levitan, etc. Habitual Coffee Consumption and Risk of Heart Failure: A Dose-Response Meta-Analysis[J]. *Circ Heart Fail,* 2012, 5(4): 401-405.

Ding M, Bhupathirajus N, Satija A, etc. Long-Term Coffee Consumption and Risk of Cardiovascular Disease: A Systematic Review and a Dose-Response Meta-Analysis of Prospective Cohort Studies[J]. *Circulation,* 2014, 129: 643-659; originally published online November 7, 2013.

Dam R M V, Hu F B. Coffee Consumption and Risk of Type 2 Diabetes[J]. *Journal of the American Medical Association,* 2005, (1): 97-104.

Salazar-Martinez E, Willett W C, Ascherio A, et al. Coffee consumption and risk for type 2 diabetes mellitus.[J]. *Annals of Internal Medicine,* 2004, 140(4): 1-8.

健康決定一切

精神壓力無所不在

夏強，《醫學生理學》[M]，北京：科學出版社，2004。

Howells K, Day A. Readiness for anger management: clinical and theoretical issues[J]. *Clinical Psychology Review*, 2003, 23(2): 319–337.

有壓力才有動力

Bexton W H, Heron W, Scott R H. Effects of decreased variation in the sensory environment[J]. *Can J Psychol*, 1954, 8(2): 70-76.

壓力需要管理

薩波斯，《斑馬為什麼不得胃潰瘍》[M]，北京：中國社會科學出版社，2004。

Roy M, Sapolsky R. Neuronal apoptosis in acute necrotic insults: why is this subject such a mess?[J]. *Trends in Neurosciences*, 1999, 22(10): 419–422.

會影響健康的壓力

Jack Dunham. Stress in the Workplace: Past, Present and the Future[M]. Wiley, 2005.

Gorter R C, Albrecht G, Hoogstraten J, et al. Work place characteristics, work stress and burnout among Dutch dentists[J]. *European Journal of Oral Sciences*, 1998, 106(6):999–1005.

壓力過大有徵兆

洪煒，《醫學心理學》[M]，北京：北京大學醫學出版社，2009。

肖傳實，《綜合醫院精神衛生學》[M]，北京：人民軍醫出版社，2004。

學會與壓力相處

Ivancevich J M, Matteson M T, Freedman S M, et al. Worksite stress management interventions[J]. *American Psychologist*, 1990, 45(2): 252-261.

10:30 茶歇時刻

輕鬆填飽肚子

Schonberg T, Bakkour A, Hover A M, et al. Changing value through cued approach: an automatic mechanism of behavior change[J]. *Nature Neuroscience*, 2014, 17(4): 625-630.

Avena N M, Rada P, Hoebel B G. Evidence for sugar addiction: behavioral and neurochemical effects of intermittent, excessive sugar intake[J]. *Neuroscience & Biobehavioral Reviews*, 2008, 32(1): 20-39.

Mozaffarian D, Hao T, Rimm E B, et al. Changes in diet and lifestyle and long-term weight gain in women and men[J]. *New England Journal of Medicine*, 2011, 364(25): 2392-2404.

Wannamethee S G, Shaper A G, Walker M. Overweight and obesity and weight change in middle aged men: impact on cardiovascular disease and diabetes[J]. *Journal of Epidemiology and Community Health*, 2005, 59(2): 134-139.

Poulose S M, Miller M G, Shukitt-Hale B. Role of walnuts in maintaining brain health with age[J]. *The Journal of Nutrition*, 2014, 144(4): 561S-566S.

Ros E. Nuts and novel biomarkers of cardiovascular disease[J]. *The American Journal of Clinical Nutrition,* 2009, 89(5): 1649S-1656S.

清茶一杯，沁人心脾

Neturi R S, Vs B, Ss Y, et al. Effects of Green Tea on Streptococcus mutans Counts—A Randomised Control Trail[J]. *Journal of Clinical & Diagnostic Research Jcdr,* 2014, 8: ZC128-130.

Sarin S, Marya C, Nagpal R, et al. Preliminary Clinical Evidence of the Antiplaque, Antigingivitis Efficacy of a Mouthwash Containing 2% Green Tea—A Randomised Clinical Trial[J]. *Oral Health Prev Dent,* 2015.

Lodhia P, Yaegaki K, Khakbaznejad A, et al. Effect of Green Tea on Volatile Sulfur Compounds in Mouth Air[J]. *Journal of Nutritional Science & Vitaminology,* 2008, 54(1):89-94.

Al-Awaida W, Akash M, Aburubaiha Z, et al. Chinese green tea consumption reduces oxidative stress, inflammation and tissues damage in smoke exposed rats[J]. *Iranian Journal of Basic Medical Sciences,* 2014, 17(10): 740-746.

Chan K H, Chan S C, Yeung S C, et al. Inhibitory effect of Chinese green tea on cigarette smoke-induced up-regulation of airway neutrophil elastase and matrix metalloproteinase-12 via antioxidant activity[J]. *Free Radical Research,* 2012, 46(9): 1123-1129.

Chan K H, Ho S P, Yeung S C, et al. Chinese green tea ameliorates lung injury in cigarette smoke-exposed rats[J]. *Respiratory Medicine,* 2009, 103(11): 1746-1754.

Fujiki H, Sueoka E, Watanabe T, et al. Primary cancer prevention by green tea, and tertiary cancer prevention by the combination of green tea catechins and anticancer compounds[J]. *J Cancer Prev,* 2015, 20: 1-4.

Wang W, Yang Y, Zhang W, et al. Association of tea consumption and the risk of oral cancer: a meta-analysis[J]. *Oral Oncology,* 2014, 50(4): 276-281.

Li Q, Liu Z, Huang J, et al. Anti-obesity and hypolipidemic effects of Fuzhuan brick tea water extract in high-fat diet-induced obese rats[J]. *J Sci Food Agric,* 2013, 93(6): 1310-1316.

肖文軍，任國譜，傅冬和等，〈茯茶輔助調節血脂作用研究〉[J]，《茶葉科學》，2007，(03)：211-214。

運動飲料是給運動員喝的

Heneghan C, Howick J, O'Neill B, et al. The evidence underpinning sports performance products: a systematic assessment[J]. *BMJ open,* 2012, 2(4): e001702.

Cohen D. The truth about sports drinks[J]. *BMJ,* 2012, 345: e4737.

Harris J L, Schwartz M B, Brownell K D. Sugary drink facts. 2011. www.sugarydrinkfacts.org/

http://www.who.int/nutrition/publications/guidelines/sugars_intake/en/

EFSA Panel on Dietetic Products, Nutrition and Allergies (NDA). Scientific Opinion on the substantiation of health claims related to carbohydrate-electrolyte solutions and reduction in rated perceived exertion/effort during exercise (ID 460, 466, 467, 468), enhancement of water absorption during exercise (ID 314, 315, 316, 317, 319, 322, 325, 332, 408, 465, 473, 1168, 1574, 1593, 1618, 4302, 4309), and maintenance of endurance performance (ID 466, 469) pursuant to Article 13(1) of Regulation (EC) No 1924/2006. EFSA Journal 2011;9(6):2211 [29 pp.].doi:10.2903/j.efsa.2011.2211.

健康決定一切

12:00 令人期待的午餐

沒有糟糕的食物，只有糟糕的組合

中國營養學會，《中國居民膳食指南》[M]，拉薩：西藏人民出版社，2010。

主食也有講究

中國營養學會，《中國居民膳食指南》[M]，北京：西藏人民出版社，2010。

王春玲，《全穀物營養與健康指南》[M]，拉薩：化學工業出版社，2014。

我其實不愛吃菜

《中國食物成分表》[M]，北京：北京大學醫學出版社，2002。

中國營養學會，《中國居民膳食指南》[M]，拉薩：西藏人民出版社，2010。

Gase L N, Mccarthy W J, Robles B, et al. Student receptivity to new school meal offerings: assessing fruit and vegetable waste among middle school students in the Los Angeles Unified School District[J]. *Prev Med,* 2014, 67(1): 16.

想當食肉動物？代價很大

Mann G V, Scott E M, Hursh L M, et al. The Health and Nutritional Status of Alaskan Eskimos: A Survey of the Interdepartmental Committee on Nutrition for National Defense—1958[J]. *The American Journal of Clinical Nutrition,* 1962, 11(1): 31-76.

工作時吃飯？

Oldham-Cooper R E, Hardman C A, Nicoll C E, et al. Playing a computer game during lunch affects fullness, memory for lunch, and later snack intake[J]. *Am J Clin Nutr,* 2011, 93(2): 308-313.

13:00 午後的片刻閒暇

科學地活動自己

Mikus C R, Oberlin D J, Libla J L, et al. Lowering physical activity impairs glycemic control in healthy volunteers[J]. *Med Sci Sports Exerc,* 2012, 44(2): 225-231.

MyActivity Pyramid for Adults (18-64). http://extension.missouri.edu/p/N388

午後小睡片刻

Wells A S, Read N, Uvnas-Moberg K, et al. Influences of Fat and Carbohydrate on Postprandial Sleepiness, Mood, and Hormones[J]. *Physiology & Behavior,* 1997, 61(5): 679-686.

Orr W C, Shadid G, Harnish M J, et al. Meal Composition and Its Effect on Postprandial Sleepiness[J]. *Physiology & Behavior,* 1997, 62(4): 709-712.

Saletin J M, Goldstein A N, Walker M P. The role of sleep in directed forgetting and remembering of human memories[J]. *Cereb Cortex,* 2011, 21(11): 2534-2541.

Phillips B A. Do Naps Get a Bad Rap?[J]. *Internal Medicine Alert,* 2007.

13:30 餐後水果妙不可言

An Apple a Day Keeps The Doctor Away

Hung H C, Joshipura K J, Jiang R, et al. Fruit and vegetable intake and risk of major chronic disease[J]. *J Natl Cancer Inst,* 2004; 96: 1577–1584.

Feng J He, Caryl A Nowson, Graham A MacGregor. Fruit and vegetable consumption and stroke: meta-analysis of cohort studies[J]. *The Lancet,* 2006, 367: 320–326.

John J H, Ziebland S, Yudkin P, et al. Effects of fruit and vegetable consumption on plasma antioxidant concentrations and blood pressure: a randomised controlled trial[J]. *The Lancet,* 2002, 359(9322): 1969-1974.

Sommerburg O, Keunen J E, Bird A C, van Kuijk F J. Fruits and vegetables that are sources for lutein and zeaxanthin: the macular pigment in human eyes. Br J Ophthalmol, 1998, 82: 907–910.

World Cancer Research Fund, American Institute for Cancer Research. *Food, Nutrition, Physical Activity, and the Prevention of Cancer: a Global Perspective.* Washington DC: AICR, 2007.

Bazzano L A, Li T Y, Joshipura K J, et al. Intake of fruit, vegetables, and fruit juices and risk of diabetes in women. *Diabetes Care,* 2008, 31: 1311–1317.

Leonard H Epstein, Constance C Gordy, et al. Increasing Fruit and Vegetable Intake and Decreasing Fat and Sugar Intake in Families at Risk for Childhood Obesity. *Obesity Research* 2001, 9(3).

http://www.health.harvard.edu/healthy-eating-plate.

Office of Disease Prevention and Health Promotion. Scientific report of the 2015 Dietary Guidelines Advisory Committee[J]. 2015.

吃水果的「技巧」

What can I eat: Making Healthy Food Choices. American Diabetes Association.

The Glycemic Index of Foods. American Diabetes Association.

無厘頭的科學家

Davis M A, Bynum J P W, Sirovich B E. Association Between Apple Consumption and Physician Visits: Appealing the Conventional Wisdom That an Apple a Day Keeps the Doctor Away[J]. *JAMA internal medicine,* 2015, 175(5): 777-783.

14:00 奮筆疾書，記得起來動動

不要讓「五十肩」來得太早

Kh M H, Nuhmani S. Frozen Shoulder—A Review of Current Concepts[J]. *Journal of Musculoskeletal Pain,* 2014, 22(3): 308-313.

Jain T K, Sharma N K. The effectiveness of physiotherapeutic interventions in treatment of frozen shoulder/adhesive capsulitis: a systematic review[J]. *Journal of Back & Musculoskeletal Rehabilitation,* 2014, 27(3): 247-273.

Maund E, Craig D, Suekarran S, et al. Management of frozen shoulder: a systematic review and cost-effectiveness analysis[J]. *Health Technology Assessment,* 2012, 16(11): 1-264.

健康決定一切

別忘了你的腰

National Institute for Health and Care Excellence. Low back pain: Early management of persistent non-specific low back pain. *NICE guidelines* [CG88]. London.2009.

Little P, Lewith G, Webley F, etc. Randomised controlled trial of Alexander technique lessons, exercise, and massage (ATEAM) for chronic and recurrent back pain. *BMJ*. 2008,19;337:a884. doi: 10.1136/bmj.a884.

Hayden J A, van Tulder M W, Malmivaara A, etc. Exercise therapy for treatment ofnon-specific low back pain. *Cochrane Database Syst Rev*. 2005,20;(3): CD000335.

Sherman K J, Cherkin D C, Erro J, etc. Comparing yoga, exercise, and a self-care book for chronic low back pain: a randomized, controlled trial. *Ann Intern Med*, 2005,20;143(12): 849-856.

European Guidelines for the Management of Chronic Non-specific Low Back Pain, 2004.

North American Spine Society Evidence-Based Guideline Development Committee. Diagnosis and Treatment of Cervical Radiculopathy from Degenerative Disorders. 2010.

中國康復醫學會頸椎病專業委員會，《頸椎病診治與康復指南》（修改稿）。

15:00 憤怒不可怕

發洩解決不了問題

Bushman B J, Baumeister R F, Stack A D. Catharsis, aggression, and persuasive influence: self-fulfilling or self-defeating prophecies?[J]. *J Pers Soc Psychol*, 1999, 76(3):367-376.

Steffen A M. Anger management for dementia caregivers: A preliminary study using video and telephone interventions[J]. *Behavior Therapy*, 2000, 31(2): 281–299.

小心憤怒「走心」

http://www.who.int/mediacentre/factsheets/fs317/en/

World Health Organization. Global Status Report on noncommunicable diseases 2014.

American College of Cardiology, American Heart Association. 2013 ACC/AHA Guideline on the Assessment of Cardiovascular Risk.

American College of Cardiology, American Heart Association. 2013 AHA/ACC Guideline on Lifestyle Management to Reduce Cardiovascular Risk.

The Fifth Joint Task Force of the European Society of Cardiology and Other Societies on Cardiovascular Disease Prevention in Clinical Practice. European Guidelines on cardiovascular disease prevention in clinical practice (version 2012).

World Health Organization. Prevention of Cardiovascular Disease Pocket Guidelines for Assessment and Management of Cardiovascular Risk.

憤怒與升職

Brescoll V L, Uhlmann E L. Can an Angry Woman Get Ahead? Status Conferral, Gender, and Expression of Emotion in the Workplace[J]. *Psychological Science*, 2008, 19(3):268-275(8).

Burns J W, Bruehl S, Quartana P J. Anger management style and hostility among patients with chronic pain: effects on symptom-specific physiological reactivity during anger- and sadness-recall interviews.[J]. *Psychosomatic Medicine*, 2006, 68(5): 786-793.

Hagiliassis N, Gulbenkoglu H, Marco M D, et al. The Anger Management Project: A group intervention for anger in people with physical and multiple disabilities[J]. *Journal of Intellectual & Developmental Disability,* 2005, 30(2): 86-96.

15:30 又到了茶歇時間

分享的快樂

Hooper L V, Gordon J I. Commensal host-bacterial relationships in the gut[J]. *Science,* 2001, 292(5519): 1115-1118.

Hooper L, Kay C, Abdelhamid A, et al. Effects of chocolate, cocoa, and flavan-3-ols on cardiovascular health: a systematic review and meta-analysis of randomized trials[J]. *Am J Clin Nutr,* 2012,95(3): 740-751.

The precise reason for the health benefits of dark chocolate: Mystery solved (2014, March 18) retrieved 10 August 2015 from http://medicalxpress.com/news/2014-03-precise-health-benefits-darkchocolate.html

Cook, Sellin. Review article: short chain fatty acids in health and disease[J]. *Alimentary Pharmacology & Therapeutics,* 1998, 12(6): 499-507.

喝茶與補水

中國營養學會，《中國居民膳食指南》[M]，拉薩：西藏人民出版社，2010。

顧景范，《特殊營養學》[M]，北京：科學出版社，2009。

左嬌蕾、馬冠生，〈我國四城市成年居民夏季飲水狀況調查報告〉[J]，《中國衛生標準管理》，2011，02(2)：59-62。

http://health.clevelandclinic.org/2013/10/what-the-color-of-your-urine-says-about-you-infographic/

換換想法？來點音樂和笑話吧

Haynes. The effect of background music on the mathematics test anxiety of college algebra students. *Dissertation Abstracts International* 2003, A 65 (05), 1708 (UMI No. 3132948)

Berk R A. A randomized trial of humor effects on test anxiety and test performance：Humor – International Journal of Humor Research[J]. *Humor – International Journal of Humor Research,* 2006, 19(4): 425-454.

16:00 等一會再去洗手間

無法言說的困惑

吳階平、馬永紅，《實用泌尿外科學》[M]，北京：人民軍醫出版社，1991，164-167。

李擎東，《慢性前列腺炎危險因素的病例對照研究》[D]，中南大學，2012。

搞笑諾貝爾獎

Lewis M S, Snyder P J, Pietrzak R H, et al. The effect of acute increase in urge to void on cognitive function in healthy adults.[J]. *Neurourol Urodyn,* 2011, 30(1):183–187.

Tuk M A, Trampe D, Warlop L. Inhibitory Spillover: Increased Urination Urgency Facilitates

健康決定一切

Impulse Control in Unrelated Domains[J]. *Social Science Electronic Publishing,* 2010, 22(5): 627-633.

享受美食，留個心眼

張建福、彭建平、閆長棟，《人體生理學》[M]，北京：高等教育出版社，2007。

Umberg E N, Shader R I, Hsu L K G, et al. From disordered eating to addiction: the "food drug" in bulimia nervosa[J]. *Journal of clinical psychopharmacology,* 2012, 32(3): 376-389.

Broft A, Shingleton R, Kaufman J, et al. Striatal dopamine in bulimia nervosa: a PET imaging study[J]. *International Journal of Eating Disorders,* 2012, 45(5): 648-656.

美酒雖好，不要貪杯

Ronksley P E, Brien S E, Turner B J, et al. Association of alcohol consumption with selected cardiovascular disease outcomes: a systematic review and meta-analysis[J]. *BMJ,* 2011, 342: d671.

Baur J A, Pearson K J, Price N L, et al. Resveratrol improves health and survival of mice on a high-calorie diet[J]. *Nature,* 2006, 444(7117): 337-342.

Corrao G, Bagnardi V, Zambon A, et al. A meta-analysis of alcohol consumption and the risk of 15 diseases[J]. *Preventive Medicine,* 2004, 38(5): 613-619.

Mehlig K, Strandhagen E, Svensson P A, et al. CETP TaqIB genotype modifies the association between alcohol and coronary heart disease: The INTERGENE case-control study[J]. *Alcohol,* 2014, 48(7): 695-700.

為了夢想，也不能太拼

World Health Organization. Global Status Report on noncommunicable diseases 2014.

International Diabetes Federation. Global Guideline for Type 2 Diabetes. 2012.

中華醫學會糖尿病學分會. 中國 2 型糖尿病防治指南（2013 年版）[J]，中華糖尿病雜誌，2014，6(7)：447-498。

Li G, Zhang P, Wang J, et al. Cardiovascular mortality, all-cause mortality, and diabetes incidence after lifestyle intervention for people with impaired glucose tolerance in the Da Qing Diabetes Prevention Study: a 23-year follow-up study.[J]. *Lancet Diabetes & Endocrinology,* 2014, 2(14):474-480.

Pan X R, Li G W, Hu Y H, et al. Effects of diet and exercise in preventing NIDDM in people with impaired glucose tolerance. The Da Qing IGT and Diabetes Study.[J]. *Diabetes Care,* 1997, 20(4): 537-544.

其樂融融的團圓飯

Cui Z, Huxley R, Wu Y, et al. Temporal trends in overweight and obesity of children and adolescents from nine Provinces in China from 1991–2006[J]. *International Journal of Pediatric Obesity,* 2010, 5(5): 365-374.

Gunnell D J, Frankel S J, Nanchahal K, et al. Childhood obesity and adult cardiovascular mortality: a 57-y follow-up study based on the Boyd Orr cohort[J]. *The American Journal of Clinical Nutrition,* 1998, 67(6): 1111-1118.

張建福、彭建平、閆長棟，《人體生理學》[M]，北京：高等教育出版社，2007。

中國營養學會，《中國居民膳食指南》[M]，拉薩：西藏人民出版社，2010。

19:30 學會照顧自己

吃藥是個技術活

http://www.fda.gov/ForConsumers/ConsumerUpdates/ucm096403.htm

http://www.fda.gov/ForConsumers/ConsumerUpdates/ucm164616.htm

http://www.fda.gov/ForConsumers/ConsumerUpdates/ucm421197.htm

陳新謙、金有豫、湯光，《新編藥物學》[M]，第 17 版，北京：人民衛生出版社，2011。

張春玲，〈藥物的最佳服藥時間〉[J]，《中國藥師》，2003，6(11)：738-739。

趙大貴，〈口服藥「服藥指導」基本知識的收集、整理及應用〉[J]，《中國藥業》，2013，22(2)：49-52。

張烈雲、付彪、張麗香，〈淺析口服藥的正確服用方法〉[J]，《中國傷殘醫學》，2013，21(1)：207-208。

Shiew-Mei Huang, Lawrence J. Lesko. Drug-Drug, Drug-Dietary Supplement, and Drug-Citrus Fruit and Other Food Interactions: What Have We Learned?[J]. *Journal of Clinical Pharmacology,* 2004; 44:559-569.

有「機能」的食品

Kalra E K. Nutraceutical—definition and introduction[J]. *Aaps Pharmsci,* 2003, 5(3): 27-28.

Gupta. S, Chauhan. D, Mehla. K, et al. An overview of nutraceuticals: Current Scenario[J]. *Journal of Basic and Clinical Pharmacy,* 2010, 1: 55-62.

Dureja H , Kaushik D , Kumar V. Developments in nutraceuticals[J]. *Indian Journal of Pharmacology,* 2003, 35: 363-72.

Mink P J, Srafford C G, Barraj L M, Harnack L, Hong C P , Nettleton J A, Jacobs D R. Flavonoid in take and cardiovascular disease mortality: a prospective study in postmenopausal women. *Am J Clin Nutr.* 2007; 85 : 895—909.

Vasanthi H R, ShriShriMal N, Das D K. Phytochemicals from plants to combat cardiovascular disease[J]. *Current Medicinal Chemistry,* 2012, 19: 2242-2251.

Singh M, Singh P, Shukla Y. New strategies in cancer chemoprevention by phytochemicals[J]. *Frontiers in Bioscience,* 2012, 4: 426-452.

McGhie T K, Rowan D D. Metabolomics for measuring phytochemicals, and assessing human and animal responses to phytochemicals, in food science[J]. *Molecular Nutrition & Food Research,* 2012, 56: 147-158.

He J, Giusti M M. Anthocyanins: natural colorants with health-promoting properties[J]. *Annual Review of Food Science and Technology,* 2010, 1: 163-187.

Kocic B, Filipovic S, Nikolic M, Petrovic B. Effects of anthocyanins and anthocyanin-rich extracts on the risk for cancers of the gastrointestinal tract[J]. *Journal of B.U.ON.: Official Journal of the Balkan Union of Oncology,* 2011, 16: 602-608.

Wang L S, Stoner G D. Anthocyanins and their role in cancer prevention[J]. *Cancer Letters,* 2008, 269: 281-290.

Wallace T C. Anthocyanins in cardiovascular disease[J]. *Advances in Nutrition,* 2011, 2: 1-7.

Mazza G J. Anthocyanins and heart health. *Annali dell'Istituto Superiore di Sanita,* 2007, 43: 369-374.

Kelsey N, Hulick W, Winter A, et al. Neuroprotective effects of anthocyanins on apoptosis induced by mitochondrial oxidative stress[J]. *Nutritional Neuroscience,* 2011, 14: 249-259.

Shih P H, W u C H, Yeh C T, et al. Protective effects of anthocyanins against amyloid beta-peptide-induced damage in neuro-2A cells[J]. *Journal of Agricultural and Food Chemistry,* 2011, 59: 1683-1689.

Kwon S H, Ahn I S, Kim S O, et al. Anti-obesity and hypolipidemic effects of black soybean anthocyanins[J]. *Journal of Medicinal Food,* 2007, 10: 552-556.

Ghosh D, Konishi T. Anthocyanins and anthocyanin-rich extracts: role in diabetes and eye function[J]. *Asia Pacific Journal of Clinical Nutrition,* 2007, 16: 200-208.

Scientific Opinion on the modification of the authorisation of a health claim related to water-soluble tomato concentrate and helps to maintain a healthy blood flow and benefits circulation pursuant to Article 13(5) of Regulation (EC) No 1924/2006 following a request in accordance with Article 19 of the Regulation (EC) No 1924/2006. EFSA Journal, 2010; 8: 1689.

O'Kennedy N, Crosbie L, van Lieshout M, et al. Effects of antiplatelet components of tomato extract on platelet function in vitro and ex vivo: a time-course cannulation study in healthy humans[J]. *The American Journal of Clinical Nutrition,* 2006, 84: 570-579.

O'Kennedy N, Crosbie L, Whelan S, et al. Effects of tomato extract on platelet function: a double-blinded crossover study in healthy humans[J]. *The American Journal of Clinical Nutrition,* 2006, 84: 561-569.

Dutta-Roy A K, Crosbie L, Gordon M J. Effects of tomato extract on human platelet aggregation in vitro[J]. *Platelets,* 2001, 12: 218-227.

Espín J C, García-Conesa M T, Tomás-Barberán F A. Nutraceuticals: facts and fiction[J]. *Phytochemistry,* 2007, 68(22-24): 2986-3008.

Avrelija Cencic, Walter Chingwaru. The Role of Functional Foods, Nutraceuticals, and Food Supplements in Intestinal Health[J]. *Nutrients,* 2010,2(6): 611-625.

21:00 照顧好自己的皮膚

敷個面膜放鬆一下

Velasco M V R, Vieira R P, Fernandes A R, et al. Short-term clinical of peel-off facial mask moisturizers[J]. *International Journal of Cosmetic Science,* 2014, 36(4): 355-360.

Meier L, Stange R, Michalsen A, et al. Clay Jojoba Oil Facial Mask for Lesioned Skin and Mild Acne – Results of a Prospective, Observational Pilot Study[J]. *Forschende Komplementrmedizin,* 2012, 19(2): 75-79.

李利，《美容化妝品學》[M]，第 2 版，北京：人民衛生出版社，2012。

皮膚保衛戰

Patrick S, Bryan B, Wenli Y, et al. PRDM16 controls a brown fat/skeletal muscle switch[J]. *Nature,* 2008, 454(7207): 961-967.

Smith R N, Mann N J, Braue A, et al. The effect of a high-protein, low glycemic–load diet versus a conventional, high glycemic–load diet on biochemical parameters associated with acne vulgaris:

A randomized, investigator-masked, controlled trial[J]. *Journal of the American Academy of Dermatology,* 2007, 57(2): 247-256.

Melnik B C, John S M, Plewig G. Acne: risk indicator for increased body mass index and insulin resistance[J]. *Acta Dermato-Venereologica,* 2013, 93(6):644-649(6).

Smith R N, Mann N J, Braue A, et al. A low-glycemic-load diet improves symptoms in acne vulgaris patients: a randomized controlled trial[J]. *American Journal of Clinical Nutrition,* 2007, 86(1): 107-115.

Kwon H H, Yoon J Y, Hong J S, et al. Clinical and histological effect of a low glycaemic load diet in treatment of acne vulgaris in Korean patients: a randomized, controlled trial[J]. *Acta Dermato-Venereologica,* 2012, 92(3): 241-246.

李利，《美容化妝品學》[M]，第 2 版，北京：人民衛生出版社，2012。

我才不要做熊貓

Ma G, Lin X-X, Hu X-J, et al. Treatment of Venous Infraorbital Dark Circles Using a Long-Pulsed 1,064-nm Neodymium-Doped Yttrium Aluminum Garnet Laser[J]. *Dermatologic Surgery,* 2012, 38(8): 1277-1282.

Mitsuishi T, Shimoda T, Mitsui Y, et al. The effects of topical application of phytonadione, retinol and vitamins C and E on infraorbital dark circles and wrinkles of the lower eyelids[J]. *Journal of Cosmetic Dermatology,* 2004, 3(2): 73–75.

Ohshima H, Mizukoshi K, Oyobikawa M, et al. Effects of vitamin C on dark circles of the lower eyelids: quantitative evaluation using image analysis and echogram[J]. *Skin Research & Technology,* 2009, 15(2): 214-217.

Freitag F M, Cestari T F. What causes dark circles under the eyes?[J]. *Journal of Cosmetic Dermatology,* 2007, 6(3): 211-215.

Roh M R, Chung K Y. Infraorbital dark circles: definition, causes, and treatment options[J]. *Dermatologic Surgery,* 2009, 35(8): 1163–1171.

Ranu H, Thng S, Goh B K, et al. Periorbital Hyperpigmentation in Asians: An Epidemiologic Study and a Proposed Classification[J]. *Dermatologic Surgery,* 2011, 37(9): 1297-1303.

Roh M R, Kim T, Chung K Y. Treatment of infraorbital dark circles by autologous fat transplantation: a pilot study[J]. *Br J Dermatol,* 2009, 160(5): 1022–1025.

22:30 輕鬆做個好夢

是時候告別「數羊」了

Harvey A G, Tang N K Y. (Mis)perception of Sleep in Insomnia: A Puzzle and a Resolution [J]. *Psychological Bulletin,* 2012, 138(1): 77–101.

吃出「美夢」

Solms M. Dreaming and REM sleep are controlled by different brain mechanisms. Behavioral & Brain Sciences, 2000, 23(6): 843-850.

De Gennaro L, Marzano C, Cipolli C, Ferrara M. How we remember the stuff that dreams are made of: oeurobiological approaches to the brain brain mechanisms of dream recall. Behavioural Brain Rpesearch, 2012, 15; 226(2): 592-596. doi: 10. 1016/j. bbr. 2011. 10. 017

梁恆宇、鄧立康、林海龍、李頌等，〈新資源食品 ——γ- 氨基丁酸（GABA）的研究進展〉[J]，

健康決定一切

《食品研究與開發》2013，(15)：119-123。

Oxman A D, Flottorp S, Hvelsrud K, et al. A televised, web-based randomised trial of an herbal remedy (valerian) for insomnia[J]. *Plos One*, 2007, 2(10): 7598-7604.

Yuan C S, Mehendale S, Xiao Y, et al. The gamma-aminobutyric acidergic effects of valerian and valerenic acid on rat brainstem neuronal activity.[J]. *Anesthesia & Analgesia,* 2004, 98(2): 353-358.

Ortiz J. Effects of Valeriana officinalis extracts on [^3H] flunitrazepam binding, synaptosomal [^3H] GABA uptake, and hippocampal [^3H] GABA release[J]. *Neurochemical Research,* 1999, 24(11): 1373-1378.

http://healthland.time.com/2010/12/27/placebos-work-even-if-you-know-theyre-fake-but-how/

睡覺要足夠

Drummond S P, Bischoff-Grethe A, Dinges D F, et al. The neural basis of the psychomotor vigilance task.[J]. *Sleep,* 2005, 28(9): 1059-1068.

深夜加班也有講究

中國營養學會，《中國居民膳食指南》[M]，拉薩：西藏人民出版社，2010。

顧景范、郭長江，《特殊營養學》[M]，北京：科學出版社，2009。

Lee Y B, Lee H J, Sohn H S. Soy isoflavones and cognitive function[J]. *The Journal of Nutritional Biochemistry,* 2005, 16(11): 641-649.

Crichton G E, Bryan J, Murphy K J, et al. Review of dairy consumption and cognitive performance in adults: findings and methodological issues[J]. *Dementia and Geriatric Cognitive Disorders,* 2010, 30(4): 352-361.

Aune D, Norat T, Romundstad P, et al. Dairy products and the risk of type 2 diabetes: a systematic review and dose-response meta-analysis of cohort studies[J]. *The American Journal of Clinical Nutrition,* 2013: ajcn. 059030.

EFSA E. panel on dietetic products, nutrition and allergies (NDA). Scientific opinion on the substantiation of a health claim related to oat beta glucan and lowering blood cholesterol and reduced risk of (coronary) heart disease pursuant to Article 14 of Regulation (EC) No. 1924/2006[J]. *EFSA Journal,* 2010, 8: 12.

US Food and Drug Administration. FDA final rule for federal labeling: health claims: oats and coronary heart disease[J]. *Fed Regist,* 1997, 62(15): 3584e601.

Krauss R M, Deckelbaum R J, Ernst N, et al. Dietary Guidelines for Healthy American Adults A Statement for Health Professionals From the Nutrition Committee, American Heart Association[J]. *Circulation,* 1996, 94(7): 1795-1800.

健康決定一切： 重建你工作與生活的黃金比例

作　　　者	王春玲
發 行 人	林敬彬
主　　　編	楊安瑜
副 主 編	黃谷光
編　　　輯	黃暐婷
內 頁 編 排	陳仔如
封 面 設 計	高鍾琪
編 輯 協 力	陳于雯、丁顯維
出　　　版	大都會文化事業有限公司
發　　　行	大都會文化事業有限公司
	11051 台北市信義區基隆路一段 432 號 4 樓之 9
	讀者服務專線：（02）27235216
	讀者服務傳真：（02）27235220
	電子郵件信箱：metro@ms21.hinet.net
	網　　　址：www.metrobook.com.tw
郵 政 劃 撥	14050529　大都會文化事業有限公司
出 版 日 期	2017 年 09 月初版一刷
定　　　價	350 元
I S B N	978-986-94882-7-3
書　　　號	Health+111

◎本書由化學工業出版社授權繁體字版之出版發行。
◎本書如有缺頁、破損、裝訂錯誤，請寄回本公司更換。

國家圖書館出版品預行編目（CIP）資料

健康決定一切： 重建你工作與生活的黃金比例法則 / 王春玲 主編
— 初版 . — 臺北市：大都會文化，2017.09
224 面；17×23 公分

ISBN 978-986-94882-7-3（平裝）
1. 健康法

411.1　　　　　　　　　　　　　　　　　　　　106014176

每日健康行動清單　　　█ 月 █ 日

- ☐ 今天睡足八小時
- ☐ 我在陽光中醒來，大腦和我的身體一樣清醒
- ☐ 我的廁所時間過得非常清鬆，不超過 10 分鐘
- ☐ 我今天沒抽菸
- ☐ 我的口氣和我的心情一樣清新
- ☐ 拒絕零食誘惑，吃一頓營養充足的早餐
- ☐ 把洋芋片收進抽屜，把優酪乳和蘋果放在桌上
- ☐ 泡一杯茶
- ☐ 我透過良好的宣泄，有意識控制自己的精神壓力
- ☐ 我的主食裡有粗糧
- ☐ 午餐吃了 3 種疏菜
- ☐ 專心吃午餐，餐時不加班
- ☐ 飯前飯後不做劇烈運動
- ☐ 今天走了一萬步
- ☐ 午餐後小睡片刻
- ☐ 餐後吃一種水果
- ☐ 工作時沒有忘記保持正確的坐姿
- ☐ 工作告一段落，起來活動肩頸
- ☐ 我在工作間歇時及時補水，保持身體活力充沛
- ☐ 及時如廁，不再憋尿
- ☐ 克制胃口，杜絕暴飲暴食
- ☐ 盡量減少飲酒，不勉強自己
- ☐ 在晚餐時主動培養孩子健康的飲食習慣
- ☐ 睡覺關燈，在黑暗中安然入睡

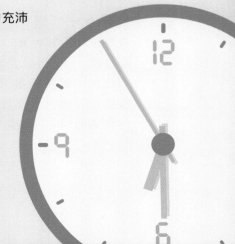

健康行動自我評分

完成 20 項以上：

身體快樂指數　★★★★★

恭喜你，健康達人！你的身體很棒，良好的生活習慣使你精力充沛，每天都在充實快樂中度過，請繼續保持唷！

完成 16 ～ 20 項：

身體快樂指數　★★★★

撒花～～～你的身心整體狀況良好，能在這樣一個高壓、高競爭的環境下保持良好習慣，實屬不易，繼續努力，成為健康達人唷！

完成 11 ～ 15 項：

身體快樂指數　★★★

你在繁忙的工作生活壓力中，能堅持一定的良好生活習慣，身體達到一個基本的平衡狀態。再接再勵，遠離亞健康！

完成 6 ～ 10 項：

身體快樂指數　★★

雖然你已經有一定的健康意識，但亞健康仍可能潛伏在你的生活當中。時常覺得心有餘而力不足？明明很開心的事卻提不起精神？不用擔心，調整生活節奏，養成良好生活習慣，一定會早日擺脫這種狀態！

完成 0 ～ 5 項：

身體快樂指數　★

很遺憾，你的身體處於不快樂的狀態。疲憊、勞累、腸胃不適……，可能每天都要拖著沉重的身軀，心情也 High 不起來，當心慢性疾病已經悄悄惹上身。幸運的是，只要每天付出一點點，逐步改善生活習慣，就能重拾健康和快樂。那麼，就從今天開始吧！